**KNAUR**.LEBEN

*Über die Autorin:*
Dr. med. Franziska Rubin ist ganzheitliche Ärztin, TV-Moderatorin und Bestsellerautorin. 1968 in Hannover geboren, moderierte die in Nervenheilkunde promovierte Ärztin von 1998 bis 2015 einmal wöchentlich das Gesundheitsmagazin des MDR »Hauptsache Gesund«. Ihr besonderes Anliegen ist es, möglichst vielen Menschen kompetent Rat und Hilfe zu bieten und über Vorbeugung sowie alternative Behandlungsmethoden zu informieren. Außerdem schreibt sie regelmäßig Kolumnen und beantwortet Leseranfragen in zahlreichen Printmedien. Seit Mitte 2019 lebt sie in München.

# DR. MED. FRANZISKA RUBIN

# MEIN KLEINES BUCH
# VOM GUTEN SCHLAF

*Einschlaf- und Durchschlaf-störungen natürlich behandeln*

**KNAUR**.LEBEN

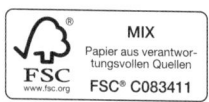

Gekürzte Taschenbuchneuausgabe Juli 2020
Knaur.Leben Taschenbuch
Lizenzausgabe mit freundlicher Genehmigung vom ZS Verlag
© 2018 ZS Verlag GmbH
© 2020 Knaur Verlag
Ein Imprint der Verlagsgruppe
Droemer Knaur GmbH & Co. KG, München
Alle Rechte vorbehalten. Das Werk darf – auch teilweise – nur mit
Genehmigung des Verlags wiedergegeben werden.
Covergestaltung: ZERO Werbeagentur, München
Coverabbildung: PixxWerk, München
Abbildungen im Innenteil: Diagramm der Schlafphasen
von ZS Verlag, Akupressurpunkte von Julia Hollweck
Satz: Adobe InDesign im Verlag
Druck und Bindung: CPI books GmbH, Leck
ISBN 978-3-426-87890-3

2   4   5   3   1

# Inhalt

# Liebe Leserinnen, liebe Leser!

Wer nicht richtig schlafen kann, fühlt sich »wie ein halber Mensch«, sagt man. Mit gutem Grund. Wir können uns nicht konzentrieren, sind schlapp, schlecht gelaunt, und unsere inneren Organe arbeiten auch nicht richtig. Vor allem leidet das Immunsystem, wir regenerieren uns nicht mehr. Ganz gefährlich wirkt sich schlechter Schlaf aus, wenn man ungewollt wegnickt – besonders beim Autofahren. Schlafstörungen sind das derzeit häufigste Krankheitssymptom. Aber warum?

## Das moderne Leben hat es in sich!

Im beruflichen Bereich lassen uns Termin- und Leistungsdruck, ständige Erreichbarkeit und Schichtarbeit nicht schlafen. Der moderne Rhythmus passt nur selten zur eigenen inneren Uhr. Zudem versuchen wir, so viel wie möglich an einem Tag zu erledigen, Entspannung ist kaum vorgesehen. Computer und Fernseher sind durch ihr blaues Licht eigentlich Wachmacher. Aber auch die drei S – Schmerzen, Schnarchen und Sorgen – lassen uns schlecht schlafen wie viele andere Ursachen auch.

## Sanfte Selbsthilfe

Schlaftabletten helfen schnell, sind aber nichts für jeden Tag, sie machen irgendwann abhängig. Sich von Tabletten zu entwöhnen ist eine echte Tortur. Was also tun? Es gibt zahlreiche natürliche Einschlafhilfen, die dabei unterstützen, den Rhythmus wiederzufinden. Die Tipps in diesem Buch reichen von Störfaktoren aufspüren und vermeiden über veränderte Rituale, pflanzliche Medikamente und vielerlei Hausmittel aus der europäischen Naturheilkunde, eine andere Ernährung oder mehr Bewegung bis hin zu Ideen aus alten Medizinsystemen wie der traditionellen chinesischen Medizin und dem Ayurveda.

Jetzt müssen Sie nur noch herausfinden, welche Tipps zu Ihnen passen, damit Sie bald wieder jede Nacht gesund schlafen können. Und dann als »ganzer Mensch« erholt und voller Tatendrang in einen neuen Tag starten.

Viel Freude dabei, Ihre

# Licht aus, Schlaf an!

Schön wär's. Obwohl bei beginnender Dunkelheit das Hormon Melatonin den Körper überschwemmt und dafür sorgt, dass wir müde werden, haben immer mehr Menschen Schlafprobleme. Denn mit der Dunkelheit ist es seit der Erfindung der Glühbirne so eine Sache. Und nicht nur damit. Die Industriegesellschaft hat viele Lebensbereiche verändert, mit erheblichen Auswirkungen auf den natürlichen Schlaf-wach-Rhythmus.

## Sanfte Hilfe für einen guten Schlaf

Haben Sie letzte Nacht gut geschlafen? Na ja, werden Sie wahrscheinlich sagen, es könnte besser sein. Damit sind Sie in guter Gesellschaft. Kaum jemand ist mit seinem Schlafverhalten so richtig zufrieden. Manche würden gern mehr schlummern und vor allem morgens länger im Bett bleiben. Andere gäben viel dafür, wenn sie abends schnell und unkompliziert im seligen Schlaf versinken könnten. Wieder andere klagen: »Ich wache zwischendurch ständig auf« oder »Ich liege oft stundenlang wach und komme nicht zur Ruhe«.

## Erholsamer Schlaf ist selten

Guter Schlaf ist selten geworden. Unser Alltag ist durchgetaktet. Wir sind fast immer und überall erreichbar. Zeit für Muße, Entspannung, Bewegung, gesunde Ernährung, Achtsamkeit und Selbstfürsorge bleibt kaum noch. Gerade deshalb wäre tiefer, erholsamer Schlaf nötiger denn je. Es gibt kein besseres Mittel gegen Müdigkeit und Überforderung. Unser Lebensrhythmus, die innere Uhr, der Wechsel zwischen Tageslicht und Dunkelheit geben einen festen Rahmen vor. Unsere Hormone sorgen dafür, dass wir abwechselnd munter und müde werden. Unser Körper organisiert den Stoffwechsel entsprechend. Alles ist wunderbar angelegt – und doch funktioniert das Schlafen nicht mehr von allein.

## Schlafprobleme nehmen zu

In den letzten Jahren stiegen die Schlafstörungen bei Berufstätigen um 66 Prozent. 80 Prozent der Erwerbstätigen geben an, mit Schlafproblemen zu kämpfen; fast die Hälfte klagt über Müdigkeit bei der Arbeit. Die Probleme reichen von leichten Einschlafschwierigkeiten oder nächtlichem Aufwachen bis zu schweren Schlafstörungen, die den Alltag so beeinträchtigen, dass die Betroffenen zu Schlaftabletten greifen. Die Zahl der Berufstätigen, die nachts nur mit Medikamenten zur Ruhe kommen, verdoppelte sich in den letzten Jahren.

## Nachhilfe ohne Nebenwirkungen

Was kann jeder selbst tun, ohne gefährliche Risiken und Nebenwirkungen einzugehen? Viele Antworten auf diese Frage finden Sie in diesem Buch. Die Ursachen für Schlafstörungen können sehr vielfältig sein – ebenso wie die Behandlungsmethoden. Guter Schlaf lässt sich nicht erzwingen, aber Sie können viel dafür tun, indem Sie sich selbst bei Ein- und Durchschlafstörungen natürlich behandeln. Und zwar nicht erst kurz vorm Schlafengehen, sondern indem Sie Ihr Leben grundsätzlich darauf ausrichten.

Alles, was wir im Alltag erledigen, hat Einfluss auf die Qualität der Nacht. Es gibt sanfte Hilfe, die von Entspannungsübungen, Hausmitteln, der richtigen Ernährung und gezielter Bewegung über Rituale und Behandlungen gegen Schmerzen oder Krankheiten bis zu Wasseranwendungen für bessere Nächte reicht. Suchen Sie sich eine Strategie, die zu Ihnen passt. Die auf Ihr Problem zutrifft und die Sie gern anwenden, weil Sie merken, wie gut sie Ihnen tut. Vielleicht gehören Ihre Schlafschwierigkeiten dann schon bald der Vergangenheit an.

## Rhythmen, Ruhe, Rituale

Wie hat sich unser Verhältnis zum Schlaf im Laufe der Zeit verändert? Was passiert nachts in unserem Körper? Inwiefern unterscheiden Männer und Frauen sich beim Schlafen? Warum haben Schichtarbeiter es besonders schwer? Und wie nutze ich die Nacht zum Lernen, während ich mich entspanne? Im ersten Kapitel geht es um grundlegendes Wissen über die Wunder der Nacht.

Erfahren Sie im zweiten Kapitel, wie Erlebnisse des Tages die Nachtruhe empfindlich stören können und wie Sie einen gesunden Rhythmus finden, um das zu verhindern. Unser Körper ist ein fantastisches Gebilde, das selbst im Schlaf auf Hochtouren arbeitet – und dafür seine Ruhe braucht. Auch unsere Ernährung hat einen großen Einfluss: Wer das Richtige zur optimalen Zeit isst, kann dem Schlaf auf die Sprünge helfen. Nicht zuletzt geht es um die segensreiche Fähigkeit, zur Ruhe zu kommen, um Rituale, Bewegung und um die Renaissance des Nickerchens. Vielleicht inspiriert dieses Buch Sie auch, über Ihre Ansprüche nachzudenken. Wir erwarten oft mehr, als die Natur für uns vorgesehen hat. Nächtliches Aufwachen ist zum Beispiel kein Drama, sondern gehört zu gesundem Schlaf.

# Die Natur als Apotheke

Was bringt uns aus dem Takt? Und wie finden wir wieder hinein? Lernen Sie im dritten und vierten Kapitel natürliche Schlafhelferlein kennen, die ebenso einfach wie wirksam und frei von Nebenwirkungen sind. Was gibt es aus der grünen Apotheke oder der Homöopathie? Was hilft gegen Schnarchen, Zähneknirschen, Schmerzen, Jetlag und Co.? Wie kann ich trotz Erkältung schlummern? Spezielle Tipps zum Umgang mit Schlafräubern gehören ebenfalls dazu, bevor es im fünften Kapitel um eine ganz besondere Methode für besseren Schlaf geht: um Wasseranwendungen, wie sie Sebastian Kneipp vor mehr als 130 Jahren erfand. Für ihn stand schon damals fest, was heute wieder topaktuell ist: Die Natur ist die allerbeste Apotheke.

# Unser Schlaf im Wandel der Zeit

Der Schlaf hat sich Jahrtausende dem Erkenntnisdrang der Menschen entzogen. Erst mit der Erfindung der Elektroenzephalografie (EEG) in den 1920er-Jahren wurde es möglich, Informationen über die Vorgänge im Gehirn zu gewinnen. Sie wird bis heute in der Schlafmedizin eingesetzt, mittlerweile jedoch um zahlreiche Diagnosemethoden ergänzt.

## Hypnos und Somnus

Das Unerklärliche schoben unsere Vorfahren gern den Göttern in die Schuhe, so auch das Mysterium des Schlafs. Davon abgeleitete Begriffe begegnen uns heute noch in der Medizin. Die Griechen ernannten Hypnos (Schlaf) zum Gott des Schlafs, der in der Unterwelt wohnt und nie das Licht erblickt. Da Hypnos die Fähigkeit zugesprochen wurde, Götter und Menschen in Tiefschlaf zu versetzen, wurde davon der Begriff »Hypnose« abgeleitet. Die EEG, die im Schlaflabor Hirnströme misst, heißt Hypnografie. Kein Geheimnis war aber schon früh die schlaffördernde Wirkung von Mohn. Hypnos wird in der Mythologie oft mit Mohnzweigen oder -blüten dargestellt.

Auch die Römer hatten einen Gott des Schlafs, genannt Somnus. Dieser Wortstamm kommt ebenfalls in vielen Begriffen der Schlafmedizin vor. So nennt man Schlafstörungen Insomnien, und Dinge, die während des Schlafs passieren – etwa Zähneknirschen –, sind Parasomnien. Eine Parasomnie, das Schlafwandeln, wird als Somnambulismus bezeichnet. Eine große Diagnostik im Schlaflabor nennt man Polysomnografie. Und Schlafforscher sind Somnologen.

## Ansichten über den Schlaf

Heute sehnen wir uns nach dem Schlaf, doch in der Antike nannte man ihn den kleinen Bruder des Todes. Man ging davon aus, dass es sich um eine Art Sterben auf Zeit handelte, wenn jemand einschlief. Die Angst, nicht mehr aufzuwachen, war groß, ein Schlafplatz in der Nähe von Tempeln deshalb begehrt.

## Bestes Mittel für gute Nerven

Erstaunlich modern erwiesen sich die Erkenntnisse der Benediktinerin und Universalgelehrten Hildegard von Bingen (1098–1179), die den natürlichen Schlaf als das beste Mittel beschrieb, damit sich das »(Nerven-)Mark erholen kann«. Und der berühmte Arzt Paracelsus (1493–1541) forderte, möglichst jeder Mensch solle nicht zu viel und nicht zu wenig schlafen und sich dabei am besten nach der Sonne richten. Sonst wäre die Ordnung der Natur gebrochen. »Denn die Sonne will, dass alles wach sei.«

## Orientierung an der Sonne

Paracelsus empfahl zudem ein Schlafmaß, das dem Schlaf-wach-Rhythmus des Menschen bis heute etwa entspricht: »Der natürliche Schlaf dauere sechs Stunden, beseitige die durch Arbeit aufgetretene Ermüdung und erquicke den Menschen.« Man solle sich nach der Sonne richten, mit ihr aufstehen und mit ihr schlafen gehen. In der vorindustriellen Zeit wurde häufig in zwei Etappen geschlafen. Vor allem im Winter waren die Nächte lang. Die Menschen mussten bis zu 16 Stunden ohne Licht verbringen. So lange durchschlafen? Das war kaum zu schaffen. Also schlief man erst einmal vom Dunkelwerden bis Mitternacht. Dann folgte eine zwei- bis dreistündige Pause, in der die Menschen sich bei Kerzenschein oder im Dunkeln beschäftigten, bevor sie sich für den zweiten Teil der Nacht wieder ins Bett legten.

### Kürzere Schlafenszeiten

Es waren die Kirchen, die als Erste zu viel Schlafen als Laster brandmarkten. Die Menschen sollten die Dunkelheit nicht zur Unzucht nutzen und tugendhaft bleiben. Mit der industriellen Revolution setzte sich die Verteufelung eines natürlichen Schlafbedürfnisses fort. Es ging zunehmend um den Profit. Maschinen und Produktionsstätten gaben den Lebensrhythmus vor. Zumindest die Stadtmenschen mussten in Schichten arbeiten. Ihr Arbeitsalltag richtete sich nicht mehr nach Licht und Dunkelheit, sondern nach Anfang und Ende der Arbeitszeit. Wer lange Wege hatte, kam sehr spät ins Bett und musste trotzdem in aller Frühe wieder aufstehen. Die Uhr gab vor, wann die Menschen morgens rausmussten. Die Schlafenszeiten wurden insgesamt kürzer. Das Ziel, sich möglichst effizient und kurz in einem Stück zu erholen, war zunehmend erstrebenswert.

## Die digitale Revolution

Bleibt abzuwarten, wie Forscher in ferner Zukunft die derzeit laufende digitale Revolution in Sachen Schlaf einordnen. Wird die Digitalisierung uns weiterhin nachts stören, weil wir immer schlechter schlafen, wenn wir nach Mitternacht online einkaufen, E-Mails schreiben und rund um die Uhr erreichbar sind? Oder schaffen wir die Wende und können die Vorteile der digitalen Möglichkeiten nutzen, ohne uns davon den Schlaf rauben zu lassen?

# Mythen und Fakten

Für die alten Griechen war der Schlaf ein von Gott Hypnos gesteuertes Geschehen. Die Forschung entlockte dem Mysterium Schlaf in den letzten 100 Jahren das eine oder andere Geheimnis. Doch das nächtliche Abtauchen gibt auch heute viele Rätsel auf. So ist es nicht verwunderlich, dass sich um den Schlaf nach wie vor viele Mythen ranken. Eine der großen Fragen: Warum müssen wir überhaupt schlafen?

# Schlafen macht schön

Stimmt. Das fanden schwedische Wissenschaftler in einer Studie heraus. Probanden wurden Fotos von Personen vorgelegt, die in der Nacht acht Stunden bzw. fünf Stunden geschlafen hatten. Die

Bewertung war eindeutig: Die Kurzschläfer wurden als müde, ungesund und weniger attraktiv eingestuft. Ein Hoch auf den Schönheitsschlaf!

## Nicht alle Menschen träumen

Stimmt nicht. Wissenschaftliche Untersuchungen zeigten, dass sich rund 10 bis 15 Prozent der Bevölkerung nicht an ihre Träume erinnern. Aber auch diese Menschen träumen! Meistens finden Träume während der sogenannten REM-Phase statt. Erwacht man in dieser Phase, kann man sich oft gut an die Träume erinnern. Wacht man jedoch, wie vorgesehen, in einer Leichtschlafphase auf, kann man sich eher selten an seine Träume erinnern.

## Acht Stunden Schlaf müssen sein

Stimmt nicht. Zwar schlafen Erwachsene im Schnitt sieben bis acht Stunden, doch manche kommen auch mit deutlich weniger Schlaf aus. Andere wiederum brauchen etwas mehr Nachtruhe. Außerdem wird die Schlafdauer vom Alter, vom Geschlecht und von den Genen bestimmt. Rein statistisch hat, wer regelmäßig rund sieben Stunden schläft, die höchste Lebenserwartung.

## Der Mensch kann auf Vorrat schlafen

Stimmt nicht. Schlafen auf Vorrat geht leider nicht. Wer ausgeruht ist, steckt eine schlaflose Nacht zwar besser weg, wird aber trotzdem im Lauf des Tages unkonzentrierter. Nach 24 Stunden ohne Schlaf reagiert man so langsam wie jemand mit einem Promille

Alkohol im Blut. Nach einer kurzen Nacht schläft man in der darauffolgenden in der Regel etwas mehr.

## Wir können uns gesund schlafen

Stimmt. Denn guter Schlaf stärkt das Immunsystem. Wer nach einer Virenattacke schlafen darf, infiziert sich dreimal seltener mit Schnupfen und Co. als jemand, der nach dem »Angriff« nicht ins Bett darf. Dies ergab eine Studie, für die Probanden mit Erkältungsviren besprüht wurden. Wer regelmäßig zu wenig schläft, erhöht sein Krankheitsrisiko.

## Bei Vollmond schläft man schlechter

Stimmt. Dem Chronobiologen Christian Cajochen vom Zentrum für Chronobiologie der Universitären Psychiatrischen Kliniken Basel und seinem Team gelang erstmals der Nachweis, dass es messbare Zusammenhänge gibt. Im Testlabor zeigte sich, dass bei Vollmond bei vielen Probanden die Tiefe des Schlafs abnahm, sie zudem 5 Minuten länger zum Einschlafen brauchten und durchschnittlich 20 Minuten weniger schliefen. Auch der Spiegel des Schlafhormons Melatonin war niedriger.

## Im Schlaf lernt man

Stimmt. In unterschiedlichen Schlafstadien verarbeitet das Gehirn Gelerntes und Erlebtes. Im Tiefschlaf wird vor allem das deklarative Gedächtnis gefördert, das ist das Gedächtnis für Episoden und Fakten, Vokabeln und Geschichten (also all das, was in der

Schule und im Studium gebraucht wird). In der Traumphase, dem REM-Schlaf, werden dagegen eher prozedurale Fertigkeiten abgelegt, also motorische Abläufe, die in der Regel ohne Nachdenken eingesetzt werden, beispielsweise sportliche Übungen wie Tanzen, Schwimmen, Radfahren usw.

## Nach dem Essen soll man ruhn ...

Stimmt. Aber es kommt auf die Dauer an. Ein kurzes Nickerchen, maximal eine halbe Stunde, verbessert Konzentration und Leistungsfähigkeit. Ein längerer Mittagsschlaf dagegen führt in eine Tiefschlafphase, aus der man zerschlagen erwacht, und mit der besseren Leistungsfähigkeit ist es dahin. Zudem ist es unwahrscheinlich, dass man nach einem längeren Mittagsschlaf abends gut einschläft. 1000 Schritte tun, um Teil zwei der Redewendung ins Spiel zu bringen, ist dagegen immer eine gute Idee.

## Die Nacht ist nur zum Schlafen da

Auch wenn es nicht danach aussieht: Es passiert sehr viel, während wir schlafen. Wir verbrauchen dabei fast genauso viel Energie wie am Tag. Da wird regeneriert und repariert, verdaut und entsorgt, und alles ohne unser bewusstes Dabeisein. Wir können nicht einmal den Augenblick des Einschlafens wahrnehmen. Wenn der Moment gekommen ist, geht es blitzschnell. Danach wechseln sich verschiedene Schlafphasen ab.

# Reparatur in der Nachtschicht

Wir können länger ohne Nahrung als ohne Schlaf auskommen. Denn im Schlaf finden lebenswichtige Erneuerungs-, Verarbeitungs- und Entgiftungsprozesse statt. Gesteuert werden sie durch Botenstoffe und Hormone. Die zeitlichen Abläufe folgen Vorgaben der inneren Uhr. Nachts ist also ordentlich was los.

## Das Gehirn räumt auf

Schlafen und Träumen sind eigene Bewusstseinszustände. Die Kontrollfunktion des Gehirns tritt in den Hintergrund, um Eindrücke des Tages verarbeiten und ordnen zu können. In den Tiefschlafphasen arbeitet unser Gehirn für die Gedächtnisbildung. Es ist dabei fast so emsig wie im Wachzustand. Erlerntes und Erlebtes wird in das Langzeitgedächtnis übertragen. Studien zeigten, dass Menschen mit gestörter Tiefschlafphase über eine stark verminderte Lern- und Merkfähigkeit verfügen. Das veranschaulicht den Zusammenhang von Schlaf und Lernen. Außerdem wird nachts Platz geschaffen, um am nächsten Tag neue Informationen speichern zu können. Dafür schrumpfen Verbindungen zwischen den Nervenzellen, sogenannte Synapsen, um etwa 20 Prozent.

Zudem läuft im Schlaf ein Reinigungsprogramm ab, das giftige Abfälle des Gehirnstoffwechsels entsorgt. Experten halten es für wahrscheinlich, dass einige der nicht entsorgten Abbau- und Abfallstoffe für die Entstehung der Parkinson- und der Alzheimer-Erkrankung mitverantwortlich sind.

## Der Körper im Energiesparmodus

Wenn wir schlafen, ist der Herzschlag verlangsamt, der Blutdruck sinkt, und die Atmung ist flacher. Die Schwerarbeiter des Tages, die Muskeln, erschlaffen, und auch der Magen ist im Ruhemodus. Er produziert kaum Magensäure. Auch für die Wärmeproduktion wird weniger Energie benötigt, da die Körpertemperatur im Schlaf um etwa 0,4 °C sinkt.

## Neubau, Umbau, Abbau

Das Wachstumshormon, auch Growth Hormone (GH) genannt, läuft im Schlaf zur Hochform auf. GH ist für Wachstum und Reifung nahezu aller Gewebe, einschließlich des Längenwachstums in der Kindheit, erforderlich. Deshalb sollten Kinder altersgemäß ausreichend schlafen. Auch später hat das Wachstumshormon noch große Bedeutung. Es reguliert Stoffwechselvorgänge wie die Blutzuckerbildung ebenso wie den Fettabbau oder den Knochen- und Muskelaufbau. Außerdem sorgt es dafür, dass Gewebe repariert wird und die Körperzellen regenerieren. Weil diese Wachstums- und Regenerationsprozesse viel Energie brauchen, finden sie vor allem in der Nacht statt. Dann wird nämlich besonders viel Wachstumshormon produziert.

## Schlafen für die Schönheit

Das Wachstumshormon sorgt durch eine ausreichende Verteilung von Gewebswasser auch für eine Glättung der Haut. Das Gesicht profitiert davon besonders. Ausgeruhte Menschen wirken frischer als unausgeschlafene. Und sie wirken attraktiver auf andere Menschen, wie eine schwedische Studie belegt. Auch die Bandscheiben, unsere Stoßdämpfer, erholen sich im Liegen und nehmen vermehrt Flüssigkeit auf. Deshalb sind wir morgens etwa 2 cm größer.

## Das Immunsystem tankt auf

Nicht umsonst heißt es, Schlaf ist die beste Medizin. Nachts kommt das Immunsystem auf Touren, denn jetzt wird für andere Körpervorgänge wie Bewegung oder Denken weniger Energie gebraucht. Es werden in großer Zahl immunaktive Stoffe ausgeschüttet. Sie bekämpfen Krankmacher und ersticken so viele kleinere Infektionen im Keim. Dafür benötigt das Immunsystem etwa fünf Stunden in der Nacht. Umgekehrt signalisiert der Körper bei einer Infektion ein erhöhtes Schlafbedürfnis. Dem sollte man nachgeben und sich im wahrsten Sinne des Wortes gesund schlafen.

## Kein Hunger in der Nacht

Das Schlafhormon Melatonin macht uns nicht nur müde, es senkt ebenso die Ausschüttung von Insulin. Ein nachtbetontes Leben stört diesen Rhythmus empfindlich. Auch Leptin, das Hormon für das Sättigungsgefühl, wird im Schlaf produziert und reduziert die Ausschüttung von Ghrelin, welches für Hungergefühle zuständig ist. Werden die fein regulierten Systeme durcheinandergebracht, bleibt das nicht ohne Folgen. Menschen mit wenig Schlaf oder mit häufigen nächtlichen Tätigkeiten haben eine höhere Wahrscheinlichkeit, übergewichtig zu werden bzw. Diabetes Typ 2 zu entwickeln.

## Reinigung und Verdauung

In der nächtlichen Chemiefabrik wird auch entgiftet und verdaut. Einige dieser Stoffe werden nachts mit etwa einem halben Liter Schweiß über die Haut abgegeben. Den Rest dieser »Arbeitsergebnisse« entsorgen wir morgens auf der Toilette.

## Schlafmangel und seine Folgen

Die sensibel aufeinander abgestimmten nächtlichen Rhythmen können kurzfristige Störungen tolerieren, doch ein ständiges Durcheinander führt zu gesundheitlichen und psychischen Problemen. Wer schlecht schläft, fühlt sich mehr als doppelt so häufig erschöpft wie Menschen mit einem gesunden Schlaf (44 zu 21 Prozent), gereizt (33 zu 9 Prozent) und niedergeschlagen (21 zu 6 Prozent). Auch die geistige Leistungsfähigkeit leidet. Der renommierte Schlafforscher Jürgen Zulley drückt es ziemlich drastisch aus: »Schlafmangel macht krank, dick und dumm.«

# Die fünf Phasen der Nacht

Die erste Phase, unsere Einschlafphase, die in einen leichten Schlaf führt, ist eine sehr empfindliche Zeit. Bereits leise Geräusche holen uns zurück in den Wachzustand. Die Einschlafphase vermittelt ein angenehmes Gefühl – wie ein Schwerwerden und Fallen. Der Körper wechselt in den Ruhemodus. Der Pulsschlag verlangsamt sich, Blutdruck und Temperatur sinken. Die Einschlafphase dauert nur ein paar Minuten.

Die zweite Phase beginnt, wenn das Einschlafen geschafft ist. Jetzt befinden wir uns in einem leichten Schlaf. Das Gehirn arbeitet nicht mehr mit voller Kraft, sondern schaltet das Bewusstsein ab. Die Gehirnaktivitäten beschränken sich auf niedrige Frequenzen. Die Muskeln sind komplett entspannt, und die Augen bewegen sich auch nicht mehr. Der Wechsel ins Reich der Ruhe ist vollbracht.

## Höhepunkt Tiefschlafphase

Jetzt tauchen wir ab in die beiden Tiefschlafphasen. Es beginnt mit Phase drei (leichter Tiefschlaf), die durch eine Zunahme der langsamen Deltawellen (20–50 %) und damit durch eine Verlangsamung der Gehirnaktivität gekennzeichnet ist. Die Augen sind ganz ruhig, die Muskeln noch weiter entspannt, Herzschlag und Atmung verlangsamt.

Jetzt folgt Phase vier. Sie unterscheidet sich vom leichteren Tiefschlaf dadurch, dass die langsamen Deltawellen nun mehr als 50 Prozent ausmachen. Der Tiefschlaf (Phase drei und vier) ist die wertvollste Zeit für die körperliche und geistige Erholung. Wir sind jetzt sehr schwer zu wecken. Rabiat aus dem Schlaf geholt, wissen wir erst einmal gar nicht, was los ist.

## REM-Phase: Zeit der Träume

In der fünften Phase verändert sich der Schlaf. Jetzt beginnt eine intensive Zeit, denn obwohl wir schlafen, ist im Körper einiges los. Das Herz schlägt schneller, der Blutdruck steigt, und die Augen begeben sich auf Wanderschaft. Hinter den geschlossenen Lidern rollen sie hin und her. In dieser Rapid-Eye-Movement-Phase (REM-Phase) erleben wir die intensivsten Träume. Wer jetzt geweckt wird, weiß meist sehr genau, was er geträumt hat.

### DIE SCHLAFPHASEN

Die Schlafkurve ähnelt einer Berg-und-Tal-Fahrt, die sich mehrmals in der Nacht wiederholt, mit kleinen Veränderungen zum Morgen hin. Ein Zyklus beginnt mit Leichtschlafphasen, die allmählich in den Tiefschlaf übergehen. Dann folgt der Traumschlaf, die REM-Phase, benannt nach den charakteristischen schnellen Augenbewegungen (Rapid Eye Movement). Die erste REM-Phase beträgt nur wenige Minuten. Im Lauf der Nacht werden die Traumschlafphasen länger und die Tiefschlafphasen kürzer. Durchschnittlich verbringen wir 20 % der Nacht im Tiefschlaf, 20 % im Traumschlaf (REM-Schlaf) und über 50 % im Leichtschlaf, Dösen oder in kurzen Momenten des Wachseins, die bis zu 28-mal den Schlaf unterbrechen können.

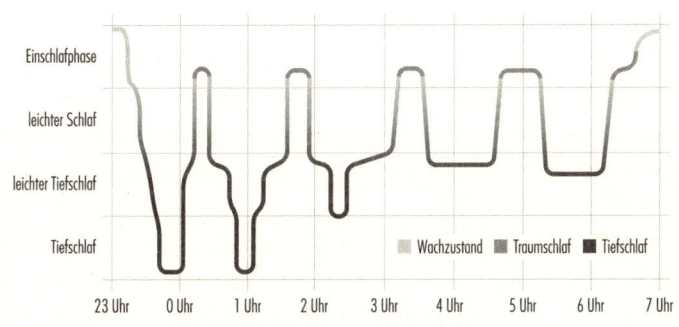

23

# Kino im Kopf:
# Träumen gehört zum Schlafen

In unseren Träumen entsteht großes Kino. Die Fantasiewelten sind wichtig für den gesunden Schlaf, auch wenn sie uns vielleicht manchmal Angst machen. Während wir auf der inneren Leinwand Abenteuer erleben, können die Muskeln wunderbar entspannen. Das Gehirn verarbeitet auf diese Weise Informationen, die tagsüber auf uns einwirken. Träume finden immer statt. Wer behauptet, nicht zu träumen, täuscht sich. Korrekt und mit gutem Gewissen dürften wir eigentlich morgens nur verkünden: »Ich kann mich an keinen meiner Träume erinnern.« Dafür gibt es eine einfache Erklärung: Der Körper schaltet während des Träumens die Areale unserer Denkzentrale ab, die fürs Gedächtnis und fürs Speichern zuständig sind. Wenn das Gehirn etwas behalten soll, muss es wach sein.

## Unlogisch, absurd oder bizarr

Jeder Mensch träumt vier- bis fünfmal in einer Nacht, also zusammen etwa eineinhalb bis zwei Stunden, unabhängig davon, ob wir uns daran erinnern oder nicht. Das meiste, was wir im Traum erleben, versinkt im Nichts. Schon fünf Minuten nach dem Aufstehen haben wir die Hälfte unserer Träume vergessen. Nochmals fünf Minuten später sind 90 Prozent weg. Das, was hängen bleibt, sind möglicherweise nicht nur die emotionalen Highlights, also besonders schöne oder besonders bedrohliche Träume, sondern vor allem die Szenen, die wir vorm Aufwachen zuletzt vor Augen hatten.

Bilder und Handlungen entstehen zufällig, sind oft unlogisch, absurd oder bizarr. Wir werden im Traum bedroht, schreien, rennen oder müssen uns Schreckenssituationen stellen. Zum Glück passiert all das nur im Kopf, denn die Muskeln entspannen sich beim Träumen. Doch richtig wild geht es nicht in jedem Traum zur Sache. Vieles, was nachts über unseren inneren Bildschirm flimmert, ist banal, hat aber ein sicheres Erkennungsmerkmal: Wir kommen selbst darin vor.

## Wer gut schläft, vergisst schneller

Wer morgens voller Stolz seine nächtlichen Abenteuer erzählen kann, muss eine banale Erklärung akzeptieren: Er oder sie hat eventuell schlecht geschlafen, ist nicht richtig tief versunken, hat empfindlich auf Reize von außen reagiert und ist wahrscheinlich recht häufig aufgewacht. Oder die Träume waren spektakulär. Wer hingegen nichts mehr aus der letzten Nacht weiß, kann das als Beweis dafür einordnen, dass er tief und fest geschlummert hat.

## Offenbaren wir intime Wünsche?

Über die Bedeutung von Träumen wird seit Jahrhunderten gerätselt. Es gibt unzählige Bücher, die sich etwa damit beschäftigen, Trauminhalte zu analysieren oder aus Träumen nützliches Wissen zur Bewältigung von Alltagsproblemen zu interpretieren. Federführend in Sachen Traumdeutung war Sigmund Freud, der Urvater der Psychoanalyse. Er ging davon aus, dass Träume unser tiefes Unterbewusstes an den Tag bringen und intimste Wünsche offenbaren, die wir im wachen Zustand nicht einmal zu denken wagen. Schließlich sind Träume frei von moralischen und gesetzlichen Zwängen, spiegeln häufig Trieb- oder Instinktverhalten wider, das gesellschaftlich nicht akzeptabel ist. Freuds Vermutungen lassen sich bis heute nicht wissenschaftlich belegen.

## Umstrittene Traumdeutung

Traumdeutung bleibt nach wie vor umstritten. Es gibt keine Verfahren, mit denen Forscher die nächtlichen Bilder betrachten könnten. Sie sind auf die Erzählungen ihrer Probanden angewiesen. Und die können nur die Fragmente wiedergeben, an die sie sich erinnern. Sie liefern also recht wenig Brauchbares.

Bisher kann die Wissenschaft lediglich die Aktivität des Gehirns beim Träumen messen. Daraus lässt sich nur schwer ein Zusammenhang zum nächtlichen Kopfkino herstellen. Viele Experten halten Träume deshalb nur für Geflimmer im Kopf und raten, die Inhalte nicht allzu ernst zu nehmen. Es sei denn, schlimme Träume stören einen so stark, dass es sich lohnt, ihnen auf den Grund zu gehen. Das sollte man mithilfe eines Therapeuten angehen.

## Widerspiegeln des Alltags

Ansonsten spiegeln Träume häufig unseren Alltag wider. Schöne und schaurige Abschnitte halten sich die Waage. Die normalen nächtlichen Kinofilme entsprechen statistisch gesehen den Klischees. Frauen träumen von netten Menschen, Männer sehen sich selbst in Wettbewerben oder sogar gewalttätig. Es tauchen Leute auf, denen wir tagsüber begegnen. Wir gelangen an Orte, die wir kennen. Die Handlungen spielen zu Hause oder in der Arbeit, draußen auf der Straße oder im Supermarkt. Und auch wir selbst wachsen mit der Kraft unserer Fantasie in der Nacht nicht über uns hinaus. Wir werden keine Superhelden, sondern reagieren meist so, wie wir es auch im realen Leben tun würden.

## Verwechslung mit Gedanken

Wer schwer zur Ruhe kommt und beim Einschlafen innerlich auf-
gewühlt ist, hat häufig das Gefühl, nicht richtig geschlafen zu
haben, obwohl das objektiv falsch ist. Dieses Phänomen lässt sich
damit erklären, dass wir langweilige und unspektakuläre Träume in
den leichten Schlafphasen, also etwa am Anfang der Nacht, häufig
mit den eigenen Gedanken verwechseln. Wir befinden uns dann im
Traum, sind aber überzeugt, dass wir die ganze Zeit über Probleme
gegrübelt haben, statt zu schlafen.

# Das Wunder der Nacht:
# Lernen im Schlaf

Im Schlaf verbrauchen wir viel Energie – zum einen für körperliche
Vorgänge wie Muskelwachstum, Proteinbildung, die Entstehung
von neuem Blut und neuen Körperzellen, zum anderen für die
Arbeit des Gehirns. Denn auch der Kopf arbeitet nachts auf
Hochtouren. Das Gehirn kann erst so richtig viel schaffen, wenn
das Bewusstsein im Tiefschlaf ausgeschaltet ist. Dann werden wir
sogar kreativ und fangen an, alles, was wir am Tag erlebten, wie ein
Computer in diversen Ordnern abzulegen. Einfach einschlafen und
eine neue Sprache lernen klappt aber leider nicht. Wir können
unsere Schlafenszeit trotzdem höchst effektiv fürs Lernen nutzen,
indem wir auf guten Schlaf achten.

# Aufräumen in der Nacht

Tagsüber schwappen ständig Informationen herein, die wir aufnehmen und erst einmal in einen Zwischenspeicher packen. In der Nacht wird das Material dann vom Hippocampus in den Langzeitspeicher (Neokortex) übertragen. Während der Übertragung läuft auch so etwas wie ein Bewertungsprogramm. Was ist wichtig? Was muss ich mir merken? Was kann weg? In dieser Zeit entstehen Strukturen, und ein entscheidender Lernschritt wird vollbracht: der Übergang von Informationen, die wir gehört haben, in Wissen, das wir explizit verstehen. Erst wenn wir Gelerntes auf diese Weise bearbeitet haben, können wir uns auch Tage, Wochen oder Monate später noch daran erinnern.

### Den Lernstoff verfestigen

Im Wachzustand könnte das Gehirn diese sagenhafte Leistung gar nicht vollbringen, weil es ständig von äußeren Reizen und Gedanken abgelenkt wird, die dazwischenfunken und sich nicht bewusst ausblenden lassen. Vieles, was wir am Tag nicht schaffen, nehmen wir auf diese Weise mit in die Nacht, um da ein kleines Wunder zu erleben. Plötzlich lassen sich Aufgaben lösen, die uns im Wachzustand große Probleme bereiteten. Das hat vor allem für Lernende einen großen Vorteil: Der tagsüber gelernte Stoff wird über Nacht verfestigt und im Kopf verankert.

# Lernen im Schlaf?

Doch das heißt leider nicht, dass wir uns nachts mit Grammatikregeln berieseln lassen oder den Lernstoff mit Musik untermalt aufnehmen können, ohne uns anzustrengen. Solche Versprechen sind meist Werbetricks von Firmen, die Programme wie »Lernen im

Schlaf« verkaufen wollen und behaupten, man könne zum Beispiel Sprachen lernen, wenn sie einem in der Nacht von einer sanften Stimme ins Ohr geflötet werden. Wissenschaftliche Untersuchungen zeigten, dass das nicht funktioniert. Denn unser Gehirn ist so stark von der Außenwelt abgeschottet, dass Reize von außen kaum zu ihm durchdringen können. Wer also etwas lernen will, muss weiterhin büffeln, sollte sich aber unterstützen lassen, indem er in Lernphasen auf ausreichenden und guten Schlaf achtet.

## Schlafen macht schlau

Schon bei Babys lässt sich feststellen, wie wichtig der Schlaf fürs Lernen ist. Wissenschaftler zeigten 16 Monate alten Kindern Bilder von Fantasieobjekten und nannten jeweils Namen dazu, die die Kinder vorher nicht gehört hatten. Ähnliche Formen erhielten dieselben Namen. Eine Babygruppe durfte danach im Kinderwagen schlafen, die andere Gruppe spielte. Als die Wissenschaftler die Bilder anschließend noch einmal zeigten, hatten die wach gebliebenen Kinder die Wörter dazu vergessen, die Mitglieder der Schlafgruppe konnten sich daran erinnern. Fazit: Wer nach einer Lernphase gut schläft, kann sich das Gelernte besser merken. Untersuchungen mit Schulkindern kamen zu ähnlichen Ergebnissen. Weil Kinder von Natur aus mehr Tiefschlafphasen haben, erzielten sie nach dem Schlafen in Vergleichstests sogar bessere Lernergebnisse als Erwachsene.

## Den Schlaf-Lern-Prozess fördern

Im Tiefschlaf erzielt unser Gedächtnis seine besten Leistungen. Kein Wunder, dass der Wunsch entstand, genau diese Phasen zu verstärken, um Lernstoff besser behalten zu können. Forscher der Universität Zürich versetzten eine Gruppe von Probanden im Schlaflabor während eines eineinhalbstündigen Mittagsschlafs mithilfe von Hypnose in den Tiefschlaf und ließen die andere Gruppe ganz normal schlummern. Anhand von Messungen stellten sie fest, dass die hypnotisierte Gruppe tatsächlich einen um 80 Prozent erhöhten Tiefschlafanteil hatte und seltener wach war. Die Schlafqualität lässt sich offenbar auch ohne Medikamente verbessern.

### Nickerchen nach dem Pauken

*Für eine Studie sollten deutsche Studenten niederländische Vokabeln lernen, die sie vorher nie gehört hatten. Die eine Hälfte durfte danach schlafen und beim Einschlafen die gelernten Wörter noch einmal per Audio hören, während die andere Hälfte ebenfalls die Audiodateien hörte, aber danach nicht ins Bett durfte. Beim Test um zwei Uhr in der Nacht schnitten die Studenten, die beim Einschlafen Vokabeln hören durften, besser ab als die, die wach bleiben mussten.*
*Verzichten Sie also niemals auf Schlaf, weil Sie für eine Prüfung lernen müssen. Im Gegenteil: Ein kleines Nickerchen nach einer Lerneinheit verbessert den Lernerfolg. Gerade Gelerntes wird sortiert, verankert und so Platz für Neues geschaffen.*

# Kleine Bettgeschichten

Hätten Sie gedacht, dass Frauen ohne ihren Partner besser schlafen? Bei Männern verhält es sich umgekehrt: Ihr Schlaf ist erholsamer, wenn sie die Nacht neben ihrer Partnerin verbringen. Das fanden Wiener Schlafforscher heraus. Aber es gibt noch viel mehr erstaunliche Unterschiede im Nachtleben von Männern und Frauen.

## Frauen sind empfindlicher

Frauen schlafen schlechter ein als Männer. Bei 13,6 Prozent der Frauen und 8,6 der Männer sind die Probleme behandlungsbedürftig, wie aus einer Gesundheitsstudie hervorgeht. Der Schlaf von Frauen ist insgesamt leichter. Sie haben eine höhere Geräuschempfindlichkeit und subjektiv eine schlechte Schlafqualität.

## Bunte Traumwelten

Frauen erinnern sich morgens häufiger an ihre Träume. Sie träumen emotionaler und farbiger als Männer, haben allerdings auch häufiger Albträume. Männerträume sind dagegen, wie es dem Klischee entspricht, von Themen wie Arbeit, Sexualität, Kräftemessen und Aggression geprägt.

## Schlafhilfe in Pillenform

Frauen greifen doppelt so häufig zu Schlafmitteln wie Männer. 2,8 Prozent von ihnen suchen dreimal pro Woche und öfter Schlafhilfe in Pillenform. Bei Männern sind es nur 1,2 Prozent.

## Freunde und Familie

Menschen, die wenige Freunde und ein schwaches soziales Umfeld haben, leiden häufiger unter Schlafstörungen, das belegte eine schwedische Studie. Insbesondere Frauen reagieren auf das Gefühl mangelnder Wertschätzung mit Stress, Nervosität und Anspannung. Sie liegen dann nachts häufig schlaflos im Bett.

# Mehr Schlaf für Frauen

Etwa 20 Minuten mehr Schlaf pro Nacht benötigen Frauen im Vergleich zu Männern. Der britische Schlafexperte Jim Horne begründet das höhere Regenerationsbedürfnis damit, dass Frauen tagsüber mehr Multitasking betreiben. In der Praxis bekommen Frauen die benötigten 20 Minuten jedoch meist nicht mit.

# Der Schnarcher im Bett

Die meisten Schnarcher sind männlich. Durchschnittlich 17 bis 26 Dezibel Lärm entstehen beim Schnarchen, einige Männer bringen es sogar auf 90 Dezibel, was einem fahrenden Lkw entspricht. Im mittleren und höheren Alter nimmt das nächtliche Sägen zu.

# Immer wieder wach

Mit dem Durchschlafen haben viele Menschen ein Problem. Von klinisch bedeutsamen Durchschlafstörungen (dreimal pro Woche und mehr) sind Männer weitaus stärker betroffen als Frauen. Für beide Geschlechter gilt: Mit dem Alter nehmen die Durchschlafstörungen zu.

# Unruhige Beine

Sie machen die Nacht für manche zur Qual, das Schlafen zur Herausforderung: unruhige Beine. Die Ursachen des Restless-Legs-Syndroms (RLS) sind bis heute nicht völlig geklärt. Klar ist jedoch, Frauen sind doppelt so häufig davon betroffen wie Männer. Die quälende Unruhe macht sich als Ziehen oder Kribbeln bemerkbar und tritt fast nur im Ruhezustand auf. Kein Wunder, dass die Krankheit zu Schlafstörungen führt.

# Die Schlafdauer

Das Schlafbedürfnis ist unter anderem abhängig vom Alter. Kinder beispielsweise schlafen sehr viel. Denn die Wachstumsprozesse erfordern viel Zeit und damit viel Schlaf. Erwachsene kommen mit sieben bis acht Stunden aus. In höherem Alter sinkt die Stoffwechselrate, was mit einem geringeren Schlafbedürfnis einhergeht. Zu diesen internen Abläufen, die wir nicht steuern können, kommen äußere Faktoren wie Stress, Arbeitsbedingungen, kulturelle Einflüsse oder Krankheiten, die alle Einfluss auf die Länge des Schlafs haben. Darüber hinaus gibt es Kurz-, Lang- und Normalschläfer. Dem einen reichen sechs Stunden, um ausgeruht zu sein, andere brauchen etwas mehr Schlaf. Zu welchem Typ jemand gehört, hängt mit der individuellen biologischen Grundausstattung zusammen.

## Qualität entscheidet

Wichtig für den Erholungswert ist aber nicht so sehr die Dauer, sondern die Schlafqualität. Und die erfordert eine ungestörte Abfolge der unterschiedlichen Schlafphasen. Schlafmediziner sprechen von einer Schlafarchitektur, die gewährleistet sein muss, damit der körperliche und geistige Erholungseffekt eintritt. Dabei kommt dem Tief- und Traumschlaf (REM-Schlaf) eine herausragende Bedeutung zu. Leider sind beide besonders störanfällig. Fehlen oder leiden diese Phasen, ist man auch nach einer langen

Nacht morgens angeschlagen. Es ist ganz einfach: Fühlen Sie sich morgens erfrischt und munter, hatten Sie eine gute Nacht. Maßstab ist also der Erholungsfaktor und nicht so sehr die Länge des Schlafs.

### SCHLAFEN UND BERUF

Schlafen Beamte mehr als Selbstständige? Keineswegs. Das Deutsche Institut für Wirtschaftsforschung ermittelte, dass sich einzelne Berufsgruppen nur wenig in der Anzahl ihrer Schlafstunden unterscheiden. Allerdings verbringen Menschen, die berufsbedingt früh aufstehen müssen, weniger als sieben Stunden im Bett. Dazu gehören Bäcker, Konditoren, Objekt- oder Personenschützer, Post- oder Paketboten und Berufsgruppen mit Schichtarbeit. Am anderen Ende der Skala tauchen die Berufe auf, in denen man etwas länger als sieben Stunden liegen darf. Dazu gehören Professoren, zahnmedizinische Fachangestellte, Journalisten, Sozialarbeiter, Künstler, Lehrer und Psychologen.

## Schlafmangel und seine Folgen

Wer allerdings oft zu wenig schläft, riskiert schwerwiegende gesundheitliche Nebenwirkungen. Auch wenn so mancher gern weniger schlummern würde, um mehr leisten zu können – auf längere Zeit funktioniert das nicht. Schlaf ist ein wichtiger Teil des Lebens. Wie lange, wie oft und wie tief wir in die nächtliche Ruhephase sinken, das hat nicht nur Folgen für die Fitness am Tag danach, sondern lebenslänglich für unsere Gesundheit. Wir werden durch Schlafmangel leichter krank und können weniger leisten. Neue Forschungen an Tieren zeigten, dass zu wenig Schlaf das

Gehirn möglicherweise schädigt, weil bestimmte Produkte nicht in ausreichendem Maß abgebaut werden können.

Zu den Folgen von Schlafmangel gehören zum Beispiel:

- Die körperliche und geistige Leistungsfähigkeit nimmt ab.
- Das Risiko für Schlaganfälle steigt.
- Gewichtsprobleme nehmen zu.
- Die Gefahr für eine Erkrankung an Diabetes Typ 2 ist erhöht.
- Herz-Kreislauf-Erkrankungen nehmen zu.
- Es kommt schneller zu Burn-out oder zu Depressionen.
- Weil das Gehirn leidet, werden Alzheimer und Parkinson begünstigt.
- Das Risiko für Darm- und Brustkrebs wächst.
- Bei Männern wird die Spermienproduktion geringer.
- Die Anfälligkeit für Infektionen ist erhöht.

# Die Macht der Rhythmen

Sämtliche biologische Vorgänge in der Natur finden in einem bestimmten zeitlichen Rahmen statt und folgen einer rhythmischen Ordnung. So ist ein astronomischer 24-Stunden-Tag vom Schlaf-wach-Rhythmus geprägt. In diesem Zeitraum sind wir etwa 16 Stunden aktiv. Ein Drittel des Tages, also etwa acht Stunden, sinken wir in den Schlaf. Man spricht von einem circadianen Rhythmus. Andere Rhythmen bewegen sich im Sekundenbereich wie der Herzschlag oder die Atmung. Wieder andere – eine Schwangerschaft beispielsweise – währen länger.

Doch woher kommen diese Rhythmen? Sind es äußere Einflüsse wie die Sonne oder die Drehung der Erde, die uns in diese Rhythmik versetzen, oder passieren sie zeitunabhängig? Haben wir so etwas wie eine innere Uhr? Ein berühmtes Experiment, das als

Bunkerexperiment in die Geschichte der Chronobiologie eingegangen ist, brachte wegweisende Erkenntnisse (siehe Infokasten).

## AUF DER SUCHE NACH DER INNEREN UHR

Alles begann Anfang der 1960er-Jahre im Andechser Bunker, der eigens für chronobiologische Untersuchungen gebaut wurde. Im Lauf von 25 Jahren lebten mehr als 400 Freiwillige jeweils für einige Wochen im Bunker, abgekoppelt vom Tageslicht. Sie lebten ohne Uhren hinter ein Meter dicken Bunkerwänden, die gegen elektromagnetische Strahlung abgeschirmt waren. Es gab Wohn- und Schlafräume, Duschen und Toiletten wie in ganz normalen Häusern. Versorgt wurden die Freiwilligen über Kühlschränke, die von innen und außen zugänglich waren, sodass es keinen Kontakt zu den Forschern gab. Wie sich zeigte, lief das Leben dennoch in Tag-Nacht-Rhythmen. So schliefen die Probanden regelmäßig sieben bis acht Stunden, ihre Körpertemperatur schwankte im Lauf des Tages um etwa ein halbes Grad, und selbst die Gedächtnisleistung folgte inneren Rhythmen. Der Beweis für eine innere Uhr. Es zeigte sich, dass der Tag-Nacht-Rhythmus ohne äußeren Zeitgeber etwas über 24 bis zu 25 Stunden währt. Daher spricht man von einem circadianen Rhythmus (lat. circa: etwa; dies: Tag). Weltweit führten ähnliche Versuche zu denselben Ergebnissen.

# Zirbeldrüse und die innere Uhr

Ein Orchester benötigt einen guten ersten Geiger. In der Sinfonie der Rhythmen übernimmt diese Rolle die Zirbeldrüse (Epiphyse). Sie ist mit der inneren Uhr verbunden und synchronisiert die Innenzeit von etwa 24,5 bis 25 Stunden (circadian) mit der Außenzeit, der astronomischen Zeitvorgabe von 24 Stunden. Sie stellt sozusagen die innere Uhr jeden Tag neu, damit sie nicht nachgeht. Dafür ist die Zirbeldrüse mit besonderen Fähigkeiten ausgestattet. Sie kann optische Informationen in Nervenimpulse umwandeln, die dann vor allem zur Produktion von Melatonin, dem Schlafhormon, führen.

### DIE LOKALISIERUNG DER INNEREN UHR

Wissenschaftler entdeckten 1972 in Rattengehirnen an der Kreuzung der Sehnerven ein Neuronenbündel. Entfernte man das Neuronenbündel, verloren die Ratten ihren Tag-Nacht-Rhythmus. Wegen der Lage über der Sehnervenkreuzung nannten die Wissenschaftler dieses Bündel »suprachiasmatischen Nucleus« (lat. supra: über; chiasma: Kreuzung; nucleus: Kern), kurz SCN. Dieser winzige Schrittmacher gibt den Rhythmus von etwa einer Tageslänge für alle Zellen, Gewebe und Organe vor. Das gilt für biochemische Vorgänge wie Hormonspiegel ebenso wie für Körpertemperatur oder Tagesschwankungen von Blutdruck und Herzfrequenz. Der augenfälligste Rhythmus ist der Wechsel von Wachen und Schlafen.

## Die Zeitgeber für die innere Uhr

Man nennt sie Zeitgeber: Reize aus der Außenwelt, die auf die innere Uhr und ihr System treffen und sie zum Reagieren veranlassen. Das können Umgebungstemperaturen, Geräusche, die Nahrungsaufnahme, sportliche Betätigung oder das Weckerklingeln sein. Der wichtigste Zeitgeber ist jedoch das Licht, es hat den größten Einfluss von außen auf den Schlaf-wach-Rhythmus. Bestimmte Zellen im Auge empfangen den optischen Reiz des Lichts und leiten ihn an die innere Uhr weiter. Von dort bekommt die Zirbeldrüse entsprechende Signale. Bei Dunkelheit wird es Zeit, mit der

Produktion des Schlafhormons Melatonin zu beginnen oder umgekehrt die Produktion zu drosseln, wenn es hell wird.

### Immer wenn es dunkel wird

Mit beginnender Dunkelheit steigt die Produktion von Melatonin an und erreicht etwa gegen drei Uhr morgens die höchste Rate. Dabei gibt es altersabhängige Unterschiede. Die Konzentration von Melatonin ist bei älteren Menschen niedriger als bei jungen. Das scheint logisch, ist Melatonin doch nicht nur dafür zuständig, dass wir müde werden. Es ist indirekt auch an der Produktion des Wachstumshormons (GH) beteiligt, das mit zunehmendem Alter weniger produziert wird. Außerdem wirkt es als Antioxidans und Radikalfänger.

Im Winter ist die Melatoninkonzentration im Blut wegen der Lichtverhältnisse höher. Das kann sich negativ auswirken und zu depressiven Verstimmungen führen. Bei Schichtarbeit und Jetlag gerät nicht nur der gewohnte Tag-Nacht-Rhythmus durcheinander, sondern auch die Melatoninsynthese. Melatonin wurde 1958 entdeckt. Es kommt ebenso bei Pflanzen und Tieren vor. Eines der größten ungelösten Rätsel dieses Hormons: Warum wird es stets in der Dunkelheit gebildet, egal, ob ein Lebewesen tag- oder nachtaktiv ist?

# Uhren in unseren Zellen

Der Mensch ist der größte Uhrenladen der Welt, wir haben genau genommen Milliarden innerer Uhren. Inzwischen weiß man, dass alle Zellen unseres Organismus über eine »kleine Uhr« verfügen, Zahnrädchen im großen Hauptuhrwerk. Der Puls dieser Zellen wird durch Gene gesteuert. Für die Entdeckung von Genen, die den Biorhythmus steuern, erhielten drei Forscher 2017 den Nobelpreis

## INNERE UHR UND ÄUSSERE ZEITGEBER

Die innere Uhr bestimmt unsere biologischen Rhythmen. Unterstützt werden sie von äußeren Zeitgebern, die von der Natur, der Kultur, dem Geschlecht und uns selbst geprägt werden.

| Innere Rhythmen | Äußere Rhythmen |
|---|---|
| **Circadiane Rhythmen** wiederholen sich täglich: Dazu zählen Schlaf-wach-Rhythmus, Körpertemperatur, Blutdruck, Leistungskurve, Stoffwechsel. | **Wechsel von hell und dunkel:** Das Licht ist der wichtigste äußere Einfluss. Mit dem Dunkelwerden produziert der Körper Schlafhormone. |
| **Ultradiane Rhythmen** wiederholen sich im Lauf des Tages mehrmals innerhalb von Stunden, Minuten, Sekunden oder Millisekunden. Dazu gehören Herzschlag, Atmung, Lidschlag, Hunger und Sättigung, Darmbewegung, Nervenimpulse. | **Tagesstrukturen:** Geregelte Essens- und Arbeitszeiten sowie Aktivitäten in der Freizeit erleichtern es uns, in einem festen, gesunden Rhythmus zu leben. |
| **Infradiane Rhythmen** dauern mehr als einen Tag. Wachstum, Menstruation, Reproduktion, Wundheilung und Altern sind solche Rhythmen. | **Soziale Kontakte:** Der Mensch ist ein soziales Wesen. Deshalb passen wir uns dem Rhythmus der anderen an. |

für Physiologie: Jeffrey C. Hall, Michael Rosbash und Michael W. Young. Diese »Uhrengene« bestimmen, ob wir Lerchen oder Eulen sind. Mittlerweile kennt man 20 Gene, die die innere Uhr steuern.

## Eulen und Lerchen

Uns wird nicht nur ein bestimmtes Schlafbedürfnis mit in die Wiege gelegt, sondern auch die Veranlagung zum Morgen- oder Abendtyp. Lerche oder Eule ist hier die Frage, oder zu welchem

Chronotyp gehört man? Die Lerche ist früh ausgeschlafen und leistungsfähig, dafür abends nicht mehr so belastbar. Ihre individuelle innere Uhr geht etwas vor. Die Eule kommt morgens schwer in die Gänge und läuft erst spät zur Hochform auf. Ihre innere Uhr geht etwas nach.

Ein Beispiel: Untersuchungen ergaben, dass die Adrenalinspiegel, also die Leistungs- und Stresshormonlevel, von Lerchen und Eulen um fast zwei Stunden differieren. Diese genetische Programmierung kann nur im kleinen Rahmen manipuliert werden. Wenn bei einem Eulentyp Montag bis Freitag um sechs Uhr der Wecker klingelt, muss er fünf Tage die Woche seinen Chronotyp überrumpeln. Man nennt das sozialen Jetlag. Zwei Drittel der Menschen sind allerdings Normaltypen, also weder Eule noch Lerche. Ihr Rhythmus liegt zwischen den morgens fitten Frühaufstehern und den nachtaktiven Langschläfern.

## ) DER CHRONOTYP IM WANDEL

Die meisten Kleinkinder sind Lerchen, Teenager dagegen sind fast alle Eulen. Der frühe Schulbeginn in Deutschland ist ein soziales Jetlag-Problem für diese Altersgruppe. Sie quälen sich müde und unausgeschlafen in die Schule und haben Leistungseinbußen. Deshalb plädieren Chronobiologen dafür, den Schulbeginn für Teenager nach hinten zu verlegen. In einigen Ländern gibt es solche Versuche, an denen sich ausgewählte Schulen beteiligen. Der Effekt: Konzentration und Leistungsfähigkeit sind weitaus höher. Die besseren Leistungen führen auch zu größerer Motivation. Erst im frühen Erwachsenenalter setzt sich dann ein bestimmter genetisch programmierter Chronotyp durch. Im Alter gibt es bei Eulen eine Wendung in Richtung Lerche.

# Genetisch bedingte Störungen

Auf die Spur der Gene brachte die Schlafforschung eine familiär gehäuft auftretende Verschiebung der Schlafphasen. Bestimmte Genveränderungen gehen mit dem familiären vorverlagerten Schlafphasensyndrom (ASPS) einher. Der Nachtschlaf ist extrem nach vorn verschoben: Solche Menschen werden abends schon gegen 18 Uhr müde und sind dafür bereits um 4 Uhr morgens ausgeschlafen. Es gibt auch das verzögerte Schlafphasensyndrom, bei dem der Nachtschlaf nach hinten verschoben ist: Betroffene schlafen erst gegen 2 Uhr nachts ein und sind morgens frühestens ab 10 Uhr richtig wach. Tödliche Folgen hat die letale familiäre Insomnie (FFI), auch tödliche familiäre Schlaflosigkeit genannt. Sie wird durch eine Genmutation hervorgerufen. Die Betroffenen versterben innerhalb von Monaten oder auch einigen Jahren an den Folgen anhaltender Schlaflosigkeit.

# Der Dornröschenschlaf

Es gibt ihn tatsächlich, den Dornröschenschlaf. Er wird durch eine neurologische Erkrankung verursacht, deren Auslöser wahrscheinlich eine Entzündung ist. Medizinisch korrekt spricht man vom Kleine-Levin-Syndrom (KLS). Weltweit sind etwa 1000 Menschen davon betroffen. Das Dornröschen-Syndrom tritt phasenweise auf. Eine Phase beginnt damit, dass die Betroffenen immer müder werden und täglich 15 bis 20 Stunden schlafen. In den Wachzeiten befinden sie sich in einem Trancezustand. Eine Episode kann Tage, Wochen und sogar Monate anhalten. Zwischen diesen Perioden funktioniert der Schlaf-wach-Rhythmus normal.

# Die Vorteile von Rhythmen

Unser inneres und äußeres Leben ist in verschiedene Rhythmen und Taktgeber eingebettet. Sie werden nach ihren zeitlichen Abläufen in drei Gruppen eingeteilt: circadiane, ultradiane und infradiane Rhythmen (siehe vorheriger Kasten »Innere Uhr«). Wiederkehrende Rhythmen sind eine Garantie für stabile Abläufe. Die automatisierten Vorgänge sparen viel Energie. Rhythmen geben zudem Sicherheit, indem Ereignisse vorhersehbar sind. Der Einklang auf körperlicher und mentaler Ebene erzeugt Wohlbefinden.

## Veränderte Zeitgeber im Alter

Ältere Menschen haben häufiger Probleme mit der inneren Uhr. Ein Grund könnten veränderte Zeitgeber-Situationen sein. Oft verbringen Ältere aus gesundheitlichen Gründen mehr Zeit in den eigenen vier Wänden als draußen. Dadurch fehlt ihnen der Kontakt mit dem wichtigsten Zeitgeber, dem Licht. Entsprechendes Schummerlicht in der Wohnung verschärft das Problem. Auch die Zahl der Sozialkontakte geht bei vielen zurück. Wieder ein Zeitgeber weniger. Nachlassende Hunger- und Durstgefühle bringen die üblichen Essenszeiten ins Wanken, und schon kommt es zu Unregelmäßigkeiten der inneren Uhr. Gerade im Alter ist es also wichtig, die inneren Rhythmen des Körpers zu stärken, damit sie im Takt bleiben.

## Rhythmen mit Rhythmen heilen

Immer intensiver werden die Erkenntnisse über die Zusammenhänge von Krankheiten und Störungen der Lebensrhythmen. Daher kommen Rhythmen in der Musiktherapie oder der anthroposo-

## WAS RUND UM DIE UHR IM KÖRPER PASSIERT

**2 bis 4 Uhr:** Die Körpertemperatur und der Adrenalinspiegel sind auf dem niedrigsten Niveau, körperliche und geistige Leistungsfähigkeit auf dem Tiefpunkt. Es ist sozusagen biologische Mitternacht. Zugleich laufen Regenerationsprozesse.

**4 bis 5 Uhr:** Kritische Zeit für Asthmatiker, die Bronchien sind am engsten.

**6 Uhr:** Aufwachzeit. Unsere innere Uhr stellt sich auf Leistung ein. Cortisol wird ausgeschüttet. Die Fruchtbarkeit ist hoch. Der Herzschlag beschleunigt sich, und der Blutdruck steigt.

**8 bis 10 Uhr:** Die Schmerzempfindlichkeit ist gering. Der Cortisolspiegel ist hoch und damit auch die Gefahr für einen Herzinfarkt.

**10 bis 12 Uhr:** Gehirn und Körper laufen auf Hochtouren. Wir sind hellwach und topfit.

**12 bis 13 Uhr:** Der Blutdruck ist hoch, das Immunsystem macht Pause. Magen und Darm bilden Verdauungssäfte. Beste Zeit fürs Mittagessen. Die Körpertemperatur ist am höchsten.

**13 bis 15 Uhr:** Mittagstief. Die Leistungsfähigkeit sinkt um 20 Prozent. Vorsicht, Unfallgefahr!

**15 bis 16 Uhr:** Die Leistungs- und Konzentrationsfähigkeit steigt wieder. Der Gehalt an körpereigenen Schmerzmitteln, den Endorphinen, ist hoch, die Schmerzempfindlichkeit sinkt.

**16 bis 17 Uhr:** Das Immunsystem ist hochaktiv. Gute Zeit für sportliche und geistige Betätigung.

**17 bis 19 Uhr:** Der Blutdruck sinkt. Die Leber ist besonders gering durchblutet, also schlecht gewappnet, um Alkohol abzubauen.

**Ab 19 Uhr:** Der Körper schaltet langsam auf Sparflamme. Blutdruck und Puls sinken.

**Ab 20 Uhr:** Die Leber kann jetzt besser Alkohol abbauen. Die Körperreaktionen werden langsamer. Die Vorbereitung auf die Nachtruhe beginnt.

**22 bis 1 Uhr:** Der Melatoninspiegel steigt um ein Vielfaches. Stoffwechsel, Blutdruck, Herzschlag und Körpertemperatur sind auf ein Minimum reduziert. Zwischen 22 und 23 Uhr ist daher die beste Zeit, schlafen zu gehen.

phischen Heileurythmie, bei Atemübungen oder bei bestimmten Massagetechniken zur Anwendung. Es gibt vielfältige Wege, über Rhythmen gestörte Rhythmen wieder in Balance zu bringen. So haben zum Beispiel Trommelrhythmen eine große therapeutische und kommunikative Kraft. Mit ihrer regelmäßigen Wiederkehr können die »beats« der Instrumente sogar heilen. Gleichmäßige Trommelschläge wirken dabei so stark, dass sie Menschen in Trance versetzen.

# Schichtarbeit

Der natürliche Schlaf-wach-Rhythmus wird durch Schichtarbeit erheblich gestört. Besonders Nachtschichten stellen ihn auf den Kopf: Die Betroffenen sollen tagsüber schlafen und müssen nachts hellwach sein. Die biologische Uhr tickt aber genau umgekehrt. Etwa zwei Stunden weniger schlafen Menschen während ihrer Nachtschichtphasen, die Schlafqualität ist geringer. Bei Schichtarbeit sollte man also einiges beachten.

## Schichtplan

Der Wechsel der Arbeitsschichten sollte im Uhrzeigersinn verlaufen, so, wie auch unser natürlicher Rhythmus nach vorn gerichtet ist. Idealerweise findet eine neue Schicht alle zwei bis drei Tage statt, damit der Körper sich nicht an einen Rhythmus gewöhnen kann. Auf ein paar Tage Frühschicht sollte also eine Spätschicht und darauf eine zwei- bis dreitägige Nachtschicht folgen, bevor nach einigen freien Tagen wieder eine Schichtfolge beginnt. Viele Unternehmen wissen von den Gesundheitsauswirkungen von Wechselschichten und sind deshalb bestrebt, den Rhythmus der Schichten gut zu planen.

## Gesundheitscheck

Schichtarbeiter haben eine höhere Anfälligkeit für Krankheiten, besonders im Verdauungstrakt, aber auch für Krebserkrankungen. Nutzen Sie die Vorsorgeuntersuchungen, die ab dem 35. Lebensjahr von den Krankenkassen angeboten werden. Auch ein regelmäßiger Gesundheitscheck beim Betriebsarzt ist sinnvoll. Das Arbeitsgesetz berechtigt Nachtarbeiter, sich vor Beginn der Beschäftigung und danach alle drei Jahre arbeitsmedizinisch untersuchen zu lassen.

## Frauensache

Eine Verschiebung des Schlaf-wach-Zyklus beeinflusst die Gehirnfunktion und damit die Leistungsfähigkeit von Frauen stärker als die von Männern, so das Ergebnis einer britischen Studie. Vor allem in den frühen Morgenstunden waren Frauen geistig weniger fit. Besondere Vorsicht ist geboten, wenn Frauen nach dem Nachtdienst mit dem Auto fahren. Bei drohendem Sekundenschlaf sofort rechts ranfahren!

## Licht

Während der Nachtschicht halten gut beleuchtete Arbeitsräume wach und erleichtern dem Körper die Anpassung. Im Sommer empfiehlt sich für den Heimweg eine Sonnenbrille, damit das Gehirn durch Licht nicht zum Wachbleiben angeregt wird.

# Ernährung

Wer im Schichtdienst arbeitet, sollte eiweiß- und kohlenhydrat-reiche Mahlzeiten bevorzugen, denn schwer Verdauliches mit viel Fett und Zucker belastet den Körper zusätzlich. Die Verdauung muss die Schicht ja »mitmachen«, auch wenn die Organe nachts normalerweise im Entspannungs- und Entgiftungsmodus sind. Außerdem macht schweres Essen müde.

# Muntermacher

Zwischen 2 und 5 Uhr morgens ist die Gefahr von Unfällen durch Unaufmerksamkeit besonders hoch. Günstig ist es, in dieser Phase häufig etwas zu trinken. Koffeinhaltige Getränke wie Kaffee oder Tee können hilfreich sein, Zucker verstärkt die aufputschende Wirkung. Das letzte koffeinhaltige Getränk sollten Sie allerdings nicht später als vier Stunden vor dem Schlafengehen trinken. Sonst haben Sie nach der Schicht Probleme mit dem Einschlafen.

# Nickerchen

Ein Nickerchen vor der Schicht kann helfen, ein Schlafdefizit aus-zugleichen. Damit steigern Sie auch die Leistungsfähigkeit.

# Schlafen bei Tag

Unsere Ohren können wir nicht verschließen. Das bekommen vor allem Nachtschichtler zu spüren, wenn sie tagsüber schlafen wollen und ringsum das Leben tobt. Ohrstöpsel, egal, ob aus Wachs oder Silikon, haben eine vorgeschriebene Schalldämmung. Sie senken die Geräusche um mindestens zehn Dezibel. Das entspricht meist einer Halbierung der Schallpegel. Wer mit Ohrstöpseln nicht gut klarkommt, sollte es mit dem sogenannten weißen Rauschen versuchen. Schalten Sie dafür einen Ventilator ein oder wählen Sie eine hohe Radiofrequenz. Dieses Rauschen überdeckt andere Geräusche.

## Beziehungen

Das Familien- und Sozialleben wird durch Schichtarbeit belastet. Versuchen Sie deshalb so oft wie möglich, gemeinsam mit der Familie zu essen – ob es ein kleines Frühstück oder ein ausgiebiges Abendessen ist. Nutzen Sie diese Zeit zum Austausch mit Ihrem Partner oder den Kindern. Planen Sie Freizeitaktivitäten mit Freunden langfristig.

# Die schlaflose Gesellschaft

Das Problem vieler Menschen in der modernen Industriegesellschaft ist: Sie arbeiten tagsüber in Büros oder Werkhallen unter den Bedingungen von (schlechtem) künstlichem Licht. Abends und nachts scheint hingegen vielerorts Licht, ob von der Straßenbeleuchtung oder in Wohnräumen. Der natürliche Wechsel zwischen hell und dunkel ist gestört. Die Erfindung der Glühbirne verbannte die Finsternis. Für die innere Uhr hat das Folgen.

# Neben der Spur

Der Münchner Chronobiologe Till Roenneberg vergleicht diese Bedingungen mit dem »Andechser Bunkerexperiment«, bei dem Freiwillige einige Wochen ohne Tageslicht in einem Bunker lebten. Die Mehrzahl der Menschen verbringt die Zeit unter konstant schwachem Licht. Ein Problem für die individuelle innere Uhr. Etwa 60 Prozent der Deutschen leben nicht im Einklang mit ihrer inneren Uhr und der gesellschaftlichen Außenzeit. Ein deutliches Symbol dafür ist der Wecker. Nicht der Körper gibt das Signal zum Aufwachen, sondern er. Der erste Schreck in der Morgenstunde und ein gewaltiger Adrenalinstoß folgen. Das ist nicht die einzige hormonelle Fehlregulation. Die Lichtarmut tagsüber und die Lichtflut abends machen auch anderen Hormonsystemen zu schaffen. Selbst die Körpertemperatur reagiert asynchron auf diese Verhältnisse. Der Effekt: Die Menschen sind tagsüber müde und schlafen nachts dennoch schlecht. Alle Schlafstörungen werden durch diese Bedingungen begünstigt. Unsere Rhythmen kommen auch deshalb durcheinander, weil mit dem künstlichen Licht Arbeit jederzeit möglich geworden ist. Die Schichtarbeit wirft Menschen noch stärker aus der »Uhrenbahn«.

# Volkskrankheit Schlafstörungen

Die Zunahme von Schlafstörungen in den letzten Jahren ist dramatisch. Selbst bei jungen Menschen ist dieser Trend festzustellen. In der Altersgruppe der 18- bis 29-Jährigen gaben bei einer Erhebung der DAK-Gesundheit 12 Prozent an, nicht gut zu schlafen.

Nicht nur die Schlafqualität hat sich in den letzten Jahren verändert, sondern auch die Quantität. Schliefen die Menschen um 1900 noch durchschnittlich neun Stunden, sind es heute in den Industrieländern sieben Stunden. Was bedeutet das für die nahe Zukunft? Werden Schlafstörungen weiter dramatisch zunehmen? Werden uns Smartphone und Internet noch mehr beherrschen, oder werden wir im Interesse unserer Gesundheit gar nicht umhinkommen, die Geräte regelmäßig bewusst abzuschalten? Wie wird die Arbeitswelt von morgen aussehen? Wie belastend sind die schnellen Wandel in unserem Leben für die Psyche und damit für den Schlaf?

## SO SCHLAFEN DIE DEUTSCHEN

Es gibt viele Studien, Untersuchungen und Schlafreports, die alle eines bestätigen: Schlafstörungen nehmen zu.

- 31 Prozent der Menschen haben morgens Anlaufschwierigkeiten.
- Bei den 35- bis 65-jährigen Erwerbstätigen verdoppelte sich der Anteil derjenigen, die Schlafmittel nehmen.
- 34 Prozent der Menschen wünschen sich mehr Schlaf.
- Die Häufigkeit von Ein- und Durchschlafstörungen nahm von 2010 bis 2017 um 66 Prozent zu, wie der jüngste DAK-Gesundheitsreport ermittelte.
- In ärztlicher Behandlung wegen Schlafstörungen sind 15,4 Prozent der Erwerbstätigen zwischen 35 und 65 Jahren.
- 22 Prozent der Erwerbstätigen schlafen nachts maximal fünf Stunden, ergab eine Befragung der DAK-Gesundheit.
- Die meisten Einschlafstörungen haben die Menschen in Sachsen, Sachsen-Anhalt und Thüringen (21 Prozent).
- Knapp 40 Prozent der Schichtarbeiter leiden unter Schlafstörungen.
- Vom Smartphone lassen sich vor allem die unter 30-Jährigen stören. Jedem fünften raubt das Handy Schlaf.

# Schlafstörungen sind individuell

Mediziner kennen 80 bis 100 verschiedene Schlafstörungen, wobei allen gemeinsam das Leitsymptom »nicht erholsamer Schlaf« ist. Die Ein- und Durchschlafstörungen rangieren mit 80 Prozent an der Spitze. Allerdings gibt es bei manchen Störungen eine hohe Dunkelziffer wie bei der Schlafapnoe (nächtliche Atemaussetzer). Die »Initiative Gesunder Schlaf« geht davon aus, dass es 2,5 Millionen davon Betroffene in Deutschland gibt, aber nur 250 000 behandelt werden. Die Dunkelziffer ist so hoch, weil viele ihre Atemaussetzer nicht spüren.

# Von akut bis chronisch

Vor einer Prüfung oder einer Reise, durch eine belastende persönliche Situation oder kleine Kinder kann man schon mal ein paar unruhige Nächte haben. Ist der Stress vorbei, kommt auch der Schlaf wieder in Ordnung. In solchen Fällen handelt es sich um akute Schlafstörungen. Sie dauern vier bis maximal sechs Wochen. Schlafstörungen, die bis zu sechs Monate anhalten, werden als subakut bezeichnet. Auch hier besteht die Chance, dass sie von selbst verschwinden, sobald die Auslöser beseitigt sind. Hält eine Schlafstörung länger als sechs Monate an, spricht man von einer chronischen Störung.

## Schlafmedizinische Therapien

Eine spontane Heilung (wie bei der akuten bzw. subakuten Form) ist ohne Behandlung bei einer Chronifizierung sehr selten. Manche Patienten leiden jahrelang. In diesen Fällen sind eine angemessene Diagnostik und Therapie in einem schlafmedizinischen Zentrum unerlässlich. Durch eine Vielzahl von Maßnahmen können wesentliche Verbesserungen erreicht werden. Dazu gehören neben Medikamenten zeitordnende Therapien durch Licht, Temperaturreize und Ernährung. Die Therapie kann durch eine naturheilkundliche Kneipp-Kur unterstützt werden. Wer länger als vier Wochen fast jede Nacht schlecht schläft, sollte mit dem Problem zum Arzt gehen. Der Mediziner wird überprüfen, ob eventuell eine Krankheit dahintersteckt. Das kann eine körperliche wie eine seelische Krankheit sein. Lässt sich nichts feststellen, lautet die Diagnose: funktionelle Schlaflosigkeit, die sich nicht auf eine andere Krankheit oder Störung zurückführen lässt.

In schlafmedizinischen Zentren decken Ärzte verschiedener Fachrichtungen idealerweise das gesamte Spektrum der Schlafmedizin ab. Das reicht von Ein- und Durchschlafstörungen sowie Atmungs- und Bewegungsproblemen über Müdigkeit am Tag bis zu morgendlichen Kopfschmerzen. Man kann sich ambulant oder stationär behandeln lassen. Für die Aufnahme benötigt man eine Überweisung vom Hausarzt. Die Gründe für eine Behandlung können Ein- und Durchschlafstörungen, Einnicken beim Autofahren, starkes Schnarchen oder Atempausen beim Schlafen sein. Auch wer tagsüber so müde ist, dass er zwischendurch einnickt, sollte sich helfen lassen.

## Der Job als Schlafstörer

Arbeiten unter hohem Druck, bis an die Leistungsgrenze, der Verzicht auf Pausen sowie Überstunden und mehrere Nachtschichten (fünf bis acht) im Monat erhöhen das Risiko für Schlafstörungen erheblich. Hinzu kommt die Problematik der ständigen Erreichbarkeit. Menschen mit hoher Erreichbarkeit (die Festnetz- und Handynummer auf der Arbeitsstelle hinterlegt) haben mehr Schlafprobleme als Kollegen, die nie oder fast nie außerhalb der

Arbeitszeit angerufen werden bzw. E-Mails erhalten. Da hilft nur eines: alle Geräte ab 20 Uhr nur noch für private Zwecke nutzen. Schalten Sie den Anrufbeantworter ein und rufen zurück, wann es Ihnen passt! Noch besser: Abends alles ausschalten!

### Draußen sein macht müde

*Immer mehr Kinder sind von Schlafstörungen betroffen. Kein Wunder, sagen wir Erwachsenen, sie hängen ja auch nur an ihrem Smartphone. Handyverbote, Digi-Detox, Einschränkungen der Bildschirmzeit – all das sind halbherzige Maßnahmen, um den digitalen Missbrauch zu regulieren. Eltern wissen genau, dass ihre Kinder sich im Verbotsfall anderweitig Zugang verschaffen. Dazu kommt, dass Mütter und Väter oft schlechte Vorbilder sind, weil sie selbst kaum eine Stunde ohne Online-Check vergehen lassen. Besser als Verbote: Gehen Sie regelmäßig raus, lassen Sie die Kinder an der frischen Luft toben. Dann klappt das Schlafen von allein.*

# Unfallgefahr Müdigkeit

Ziemlich oft, meistens oder sogar immer müde, so fühlen sich 43 Prozent der Befragten des DAK-Reports 2017. Müdigkeit verursacht 25 Prozent aller Unfälle im Straßenverkehr. Sie ist damit die häufigste nachweisbare Unfallursache und übertrifft die Anzahl der durch Alkohol und Drogen ausgelösten Unfälle. Der volkswirtschaftliche Schaden ist hoch, in Deutschland wird er auf 20 Milliarden Euro pro Jahr geschätzt.

Eine Untersuchung zeigt: 19 Prozent aller tödlich endenden Lkw-Unfälle sind auf Schlafmangel zurückzuführen! Müdigkeit lässt sich nicht bezwingen. Nehmen Sie die Signale ernst und sorgen Sie für die nötigen Erholungspausen, wenn Sie unterwegs sind.

# Störende Umwelteinflüsse

Nicht nur innere Faktoren wie Überlastung, Sorgen, Termindruck, körperliche oder psychische Erkrankungen wirken sich ungünstig auf den Schlaf aus, sondern auch viele Einflüsse aus der Umwelt. Ein wichtiger Störfaktor ist Lärm ab einer bestimmten Lautstärke. Die Lärmquelle kann der schnarchende Bettnachbar sein oder Straßengeräusche. Wer an einer stark befahrenen Straße wohnt, sollte vor dem Schlafengehen gut lüften und dann das Fenster schließen. Mit dem schnarchenden Ehepartner ist das Problem nicht so einfach lösbar, es sei denn, man kann getrennt schlafen.

## Ohrstöpsel nicht auf Dauer benutzen

Nur wenn die Geräusche so laut sind, dass die Störquelle den Schlaf objektiv beeinträchtigt (stark befahrene Straße, Flugzeuglärm), kann zu einem dauerhaften Gebrauch geraten werden. Viele verwenden Ohrstöpsel jedoch bei geringen Geräuschbelästigungen. Das hat eine Nebenwirkung: Die Betroffenen werden immer hellhöriger. Denn auch im Schlaf überprüft das Gehirn, ob Gefahr droht. So haben junge Mütter den sogenannten Ammenschlaf, der sie sofort wach werden lässt, wenn der Säugling nur das geringste Geräusch von sich gibt. Das »Ohrstöpselgehirn« muss sich extrem anstrengen, also wacher sein, um Geräusche zu empfangen und eventuelle Gefahren zu erkennen. So führen Ohrstöpsel auf Dauer dazu, dass man noch geräuschempfindlicher wird und schlechter schläft.

## Dunkelheit ist wichtig

Sorgen Sie nachts für Dunkelheit. Licht, das ins Schlafzimmerfenster fällt (Straßenbeleuchtung, Morgensonne), kann zu Schlafstörungen beitragen. Wenn Sie nachts ins Bad gehen, benutzen Sie am besten nur ein Schummerlicht. Das Auge übermittelt sonst irreführende Informationen an das Gehirn, die Melatoninproduktion wird zu früh gestoppt.

Bildschirme, Displays auf Handys und Tablets geben verstärkt blaues Licht ab, das sich negativ auf das Einschlafen auswirkt. Diese Anteile sind auch im Sonnenlicht und machen uns besonders munter. Während der lichtarmen Winterzeit wird vermehrt Melatonin erzeugt, auch tagsüber sind wir insgesamt müder. Die Zeitumstellung bringt unseren Kreislauf sogar um zwei bis drei Stunden durcheinander.

## Sommerzeit

Jedes Jahr geht die Diskussion um die Sommerzeit neu los, wenn wir im März die Uhren umstellen. Experten fordern, die Zeitumstellung endlich abzuschaffen, weil sie unseren natürlichen Rhythmus durcheinanderbringt. Eingeführt wurde das Vor- und Zurückstellen der Uhren, um Strom zu sparen. Doch der Effekt erwies sich als geringfügig. Kaum jemand machte sich bei der Einführung im Jahr 1980 Gedanken darüber, dass Menschen aus dem Takt geraten könnten.

Heute wissen wir mehr über die Chronobiologie. Zeitumstellungen bringen eingespielte Abläufe durcheinander, wenn sich außer der Stellung der Uhrzeiger nichts ändert. Wir behalten unseren normalen Lebensrhythmus bei, arbeiten genauso, obwohl es abends länger hell ist. Das Licht synchronisiert den abweichenden Rhythmus der inneren Uhr. Für viele Menschen, die drinnen arbeiten, bedeutet das, dass sie vor der Arbeit wenig Licht bekommen und der verspätete Feierabend das nicht ausgleichen kann. Sie werden später müde, müssen aber trotzdem früher raus.

# Frühjahrsmüdigkeit

Wenn im Frühjahr die Natur erwacht, müsste es uns eigentlich prächtig gehen. Die Sonne wärmt, das Grün kehrt zurück, das Licht hebt die Stimmung – trotzdem springen wir nicht jubelnd durch die Gegend. Stattdessen macht sich das große Gähnen breit. Schon am Morgen fühlen wir uns schlapp, reagieren müde, können uns schlecht konzentrieren und schleppen uns durch den Tag – wir fühlen uns, als hätten wir nicht richtig geschlafen. Eine Erklärung ist schnell zur Hand: Frühjahrsmüdigkeit. Mehr als die Hälfte aller Menschen in unseren Breitengraden empfindet dieses Phänomen. Gibt es das wirklich?

Ja, sagen Experten, denn der Mensch lebt nach wie vor im Einklang mit der Natur, auch wenn wir das nicht so empfinden. Unser Körper passt sich an äußere Bedingungen an. Das heißt, dass er sich im kalten Winter schützt, indem er alles auf Sparflamme stellt, Stoffwechsel und Hormonhaushalt entsprechend reguliert, die Körpertemperatur etwas senkt, den Blutdruck erhöht und mehr Melatonin bildet. Steigen die Temperaturen und die Anzahl der hellen Stunden, muss sich der Körper umstellen: weniger »heizen«, den Blutdruck senken, die Melatoninproduktion drosseln und das stimmungsaufhellende Hormon Serotonin produzieren. Das ist ein Kraftakt, der zwei bis vier Wochen dauern kann, denn der Körper muss sich schrittweise an die neuen Bedingungen anpassen.

## Winterschlaf

Bevor die Frühjahrsmüdigkeit um sich greift, befinden wir uns in einer Art Wintermodus, der manchmal mit einem kleinen Winterschlaf verglichen wird. Das ist aber nicht richtig. Unser Körper passt sich zwar den äußeren Bedingungen an, doch wir ziehen uns nicht wie die Tiere aus dem alltäglichen Leben zurück. Der Begriff »Winterschlaf« beschreibt den Zustand der Tiere übrigens nicht zutreffend. Wissenschaftler sprechen lieber von »Torpor« (Erstarrung), denn es findet – anders als beim echten Schlaf – keine Erholung statt. Die Gehirnströme verlaufen anders. Die Tiere fahren ihren Stoffwechsel herunter, gehen in einen Energiesparmodus, fressen nicht mehr und halten nur die wichtigsten Funktionen aufrecht. Wenn sie im Frühjahr wieder ins Leben zurückkehren, haben sie ein Schlafdefizit, sind also keineswegs putzmunter und ausgeschlafen.

## Schlafräuber Stress

Stress peitscht das vegetative Nervensystem hoch. Wir sind auf Angriff aus. Abends läuft das gegen unseren Rhythmus, der nicht mehr auf Leistung aus ist, sondern nach Ruhe verlangt. Selbst eine kaum merkliche Körperreaktion wie der abendliche Temperaturabfall kann nicht stattfinden. Der aber trägt mit dazu bei, dass wir schläfrig werden. Stressabbau und eine Rhythmisierung des Lebens sind also das A und O zur Vermeidung von Schlafstörungen. Ganz besonders, wenn diese sich im Leben breitmachen wollen.

Wie viel Stress ein Mensch hat, ist abhängig von der Stressdosis. Diese wird einerseits bestimmt durch die Häufigkeit, Vielfalt, Dauer und Intensität, mit der Stressoren auf den Organismus einwirken. Andererseits ist entscheidend, wie wir selbst die Situation beurteilen, ob wir sie als bedrohlich, unsere Kräfte übersteigend oder als zu bewältigend ansehen. Den einen setzt eine bestimmte Aufgabe derart unter Druck, dass sie ihm nachts den Schlaf raubt. Für einen anderen ist die gleiche Tätigkeit eine willkommene Herausforderung. Bewältigt er sie, ist er danach zufrieden mit sich selbst und spürt eine angenehme Müdigkeit, die ihn etwas später problemlos in den Schlaf sinken lässt. Stressempfinden ist also subjektiv.

## DIE VERSCHIEDENEN SCHLAFSTÖRUNGEN

| Diagnosegruppe | Typische Symptome |
| --- | --- |
| **Insomnien** Ein- und Durchschlafstörungen | zu wenig und nicht erholsamer Schlaf, Einschlafschwierigkeiten, häufiges Erwachen in der Nacht, Wiedereinschlafschwierigkeiten, zu frühes Erwachen am Morgen, das Gefühl, »nicht richtig tief zu schlafen« |
| **Hypersomnien** Störungen bei vermehrter Tagesschläfrigkeit | Probleme, tagsüber wach zu bleiben, ungewolltes Einschlafen und Einnicken am Tag, das Gefühl, trotz ausreichender Schlafdauer permanent schläfrig zu sein; häufig, aber nicht immer, verbunden mit Schnarchen in der Nacht |
| **schlafbezogene Atmungsstörungen** Schlafapnoe | wiederkehrende mindestens 10 Sekunden andauernde Atemstillstände während des Schlafs, die mehr als 60 Sekunden anhalten können; subjektiv wird von Betroffenen in erster Linie erhöhte Tagesmüdigkeit oder -schläfrigkeit beklagt |
| **Parasomnien** im Schlaf auftretende Störungen | Albträume, Schlafwandeln, Sprechen im Schlaf, Zähneknirschen |
| **Störungen des Schlaf-wach-Rhythmus** | Syndrom der verzögerten Schlafphase: Probleme, zur »normalen« Zeit nicht schlafen zu können, stattdessen gehen die Betroffenen wesentlich früher oder später zu Bett; auch Jetlag und Schichtarbeit gehören dazu |
| **schlafbezogene Bewegungsstörungen** | komplexe motorische Aktivität während des REM-Schlafs mit manchmal gefährlichen Verletzungen (auch anderer); Patienten erinnern sich nach dem Erwachen detailliert an Träume, die häufig Bedrohung oder Verfolgung beinhalteten |
| **andere Schlafstörungen** | aufgrund organischer, neurologischer oder psychischer Erkrankungen, durch Medikamente und Drogen |

# SCHLAFTAGEBUCH*

Woche von ................ bis ........................

| ABENDPROTOKOLL (vor dem Lichtlöschen) | Beispiel | MO | DI | MI | DO | FR | SA | SO |
|---|---|---|---|---|---|---|---|---|
| **1.** Wie ist Ihre Stimmung gerade (1: sehr gut ... 6: sehr schlecht) | 3 | | | | | | | |
| **2.** Wie leicht/schwer fiel es Ihnen heute, Leistungen (Beruf, Freizeit) zu erbringen? (1: sehr leicht ... 6: sehr schwer) | 2 | | | | | | | |
| **3.** Haben Sie heute tagsüber geschlafen? Falls ja, geben Sie an, wann und wie lange insgesamt: | 13:30 30 Min. | | | | | | | |
| **4.** Haben Sie in den letzten 4 Stunden Alkohol zu sich genommen? Falls ja, was und wie viel? | 2 Gläser Bier | | | | | | | |
| **5.** Wie müde fühlen Sie sich gerade? (1: sehr frisch ... 6: sehr müde) | 2 | | | | | | | |
| **6.** Wann sind Sie zu Bett gegangen? | 23:30 | | | | | | | |

| MORGENPROTOKOLL (nach dem Aufstehen) | Beispiel | MO | DI | MI | DO | FR | SA | SO |
|---|---|---|---|---|---|---|---|---|
| 7. Wie munter/müde fühlen Sie sich jetzt? (1: sehr munter ... 6: sehr müde) | 3 | | | | | | | |
| 8. Wie ist Ihre Stimmung gerade? (1: sehr gut ... 6: sehr schlecht) | 3 | | | | | | | |
| 9. Wie lange hat es nach dem Lichtlöschen gedauert, bis Sie einschliefen? (Min.) | 40 | | | | | | | |
| 10. Waren Sie nachts wach? Wie oft? | 3 × 20 | | | | | | | |
| 11. Wann sind Sie endgültig aufgewacht? | 6:30 | | | | | | | |
| 12. Wie lange haben Sie insgesamt geschlafen? (Angaben in Stunden und Minuten) | 6 Std. 40 Min. | | | | | | | |
| 13. Haben Sie seit gestern Abend Medikamente zum Schlafen genommen? (Präparat, Dosis, Uhrzeit) | ½ Zolpidem 22:30 | | | | | | | |

\* Nach Vorlage der Deutschen Gesellschaft für Schlafforschung und Schlafmedizin (DGSM)

Auch die Bewältigungsstrategien sind unterschiedlich. Wer es schafft, abends abzuschalten und die Sorgen sprichwörtlich vor der Schlafzimmertür zu lassen, kommt zur Ruhe, sobald er im Bett liegt. Wem das nicht gelingt, der nimmt seine Probleme mit, kommt aus dem Grübeln nicht heraus und stellt fest, dass das Nachdenken zu nichts führt. Die Gedanken kreisen und rauben den Schlaf.

# Das Schlaftagebuch

Wenn Sie merken, dass es mit dem Schlafen nicht so richtig klappt, führen Sie doch mal zwei Wochen lang ein Schlaftagebuch und verschaffen Sie sich damit einen Überblick. Vielleicht sind die Ergebnisse eine Anregung, selbst etwas zu ändern oder einen Arzt aufzusuchen. Auch für Schlafmediziner ist es ein diagnostisches Instrumentarium, das Anhaltspunkte über eventuelle Ursachen gibt.

• Kopieren Sie die Vorlage des Schlaftagebuchs und tragen Sie alle Informationen in das Abendprotokoll unmittelbar vor dem Lichtlöschen und in das Morgenprotokoll unmittelbar nach dem Aufstehen ein.

• Mit Ausnahme der Zubettgehzeit (Frage 6) und der morgendlichen Aufstehzeit (Frage 11), für die Sie Ihre Uhr benötigen, sollten Sie die Zeit, die Sie zum Einschlafen brauchen, ebenso wie die nächtlichen Wachzeiten und die Gesamtschlafdauer lediglich schätzen.

• Zur Bearbeitung des Schlaftagebuchs brauchen Sie nachts also keine Uhr. Es ist die subjektive Einschätzung gefragt. Nachts fällt es zwar schwer zu beurteilen, ob man eine oder zwei Stunden wach gelegen hat. Aber wichtig ist allein Ihr subjektiver Eindruck und nicht die genaue Dauer.

- Bei mehreren Fragen (Fragen 1, 2, 5, 7 und 8) werden Sie um eine Einschätzung Ihrer Stimmung, Ihres Befindens gebeten. Richten Sie sich hierbei nach dem Schulnotensystem (sehr wach/ frisch = 1, sehr müde = 6).
- Sollten bestimmte Fragen an einem Tag auf Sie nicht zutreffen, machen Sie einfach keinen Vermerk und gehen zur nächsten Frage.
- Wenn Sie bestimmte Medikamente regelmäßig abends einnehmen, brauchen Sie den Namen des Medikaments nur am ersten Tag anzugeben. An den übrigen Tagen tragen Sie dann nur Dosis und Uhrzeit ein.

# Was Sie für eine gute Nacht tun können

Eine erholsame Nacht beginnt am Tag. Das klingt paradox, ist es aber nicht. Denn unser Körper ist ein einzigartiges Gebilde fein aufeinander abgestimmter Rhythmen. Missklänge am Tag können die Nachtruhe empfindlich stören. Nehmen Sie deshalb den Taktstock selbst in die Hand und sorgen Sie für Harmonie in Körper, Geist und Seele – Garantie für einen erholsamen Schlaf.

## Den Lebensrhythmus finden

Rund ein Drittel der Bevölkerung hat einen ungeregelten Tagesablauf ohne feste Strukturen. Ein Grund ist die zunehmende Flexibilisierung der Arbeitszeiten. Allein 15 Prozent der Bevölkerung arbeiten in Schichten. Auch die Eventkultur kennt keine Grenzen mehr. In Städten pulsiert das Leben 24 Stunden. Doch die Arhythmisierung des Lebens hat negative Einflüsse auf Gesundheit und Schlaf, denn sie stört elementare biologische Abläufe. Das betrifft den Wechsel von Aktivität und Ruhe, von Essen und Verdauen, geistiger Leistungsfähigkeit und Entspannung. Zum Glück haben wir einige Abläufe im Alltag selbst in der Hand.

# Wenn die Uhr falsch tickt

Regelmäßigkeit ist das Zauberwort. Ein Gleichmaß in der Lebensordnung ist die beste Medizin, um Störungen im rhythmischen Auf und Ab von Körperprozessen und damit auch Schlafstörungen vorzubeugen. Das betrifft vor allem die Regelmäßigkeit von Schlafen und Wachen, von Nahrungsaufnahme und von Aktivitäten. Mahlzeiten sowie körperliche und soziale Aktivitäten sind Zeitgeber und damit Regulatoren für die innere Uhr. Unterstützend wirken der tägliche Aufenthalt im Freien und/oder Lichttherapien.

Zu den ordnenden Komponenten zählt auch die Körperwahrnehmung, also das Spüren der Bedürfnisse unseres Körpers. Entspannung ist ein wichtiges Element unserer Lebensordnung. Um diese zu gewährleisten, gibt es zahlreiche Möglichkeiten, von der Aromatherapie bis zur Teezeremonie, Atemübungen und Kneipp-Anwendungen oder einfach ein Spaziergang. Viele Wege führen zum Ziel, stellen Sie selbst fest, was Ihnen am meisten liegt. Mit Lebensordnung beugen Sie Zeitordnungsstörungen vor, die uns nicht nur schlecht schlafen, sondern auch schneller altern lassen und negative gesundheitliche Folgen haben können.

# Guter Schlaf beginnt schon beim Aufstehen

Starten Sie entspannt und ohne Hektik in den Tag. Sie kommen ja von weit her, waren vielleicht gerade noch in einem Tief- oder Traumschlaf. Plötzlich der Weckton, und vorbei ist die Nacht. Raus aus den Federn, die Arbeit ruft. Stopp! Gehen Sie das Aufstehen langsam an.

## Genüsslich rekeln

Rekeln ist ein natürliches Bewegungsmuster, das man bei Kindern nach dem Aufwachen beobachten kann. Irgendwann geht es verloren. Beleben Sie dieses Bewegungsmuster wieder. Mit dem Strecken und Dehnen der Glieder beenden Sie den »Ruhemodus« der Muskeln. Sie werden besser durchblutet und für Aktivitäten fit gemacht. Die Gelenkkapseln bekommen mehr Spiel. Auch der Geist wird etwas wacher. Eine tolle Muntermachermethode, die uns die Natur quasi in die Wiege legte. Gönnen Sie sich diese wohlige Rekeleinheit!

## Schlafphasenwecker

Wenn Sie ein typischer Morgenmuffel sind, sollten Sie sich einen Schlafphasenwecker zulegen, damit Sie nicht aus einer Tiefschlaf-, sondern einer Leichtschlafphase geweckt werden. Ein Beispiel: Sie müssen spätestens um 7 Uhr aufstehen. Stellen Sie eine Zeitspanne von 60 Minuten zur Weckzeit ein. Nun ermittelt der Schlafphasenwecker die optimale Aufwachzeit anhand Ihrer Bewegungen. Der Wecker geht erst los, wenn Sie im Leichtschlaf sind. Das könnte schon um 6:30 Uhr sein. Sie haben also 30 Minuten mehr Zeit, die Sie mit Rekeln, einem gemütlichen Frühstück und einem entspannten Arbeitsweg verbringen können.

## Morgendliche Rituale

Sie sind genauso wichtig wie abendliche. Der Körper ist ein Gewohnheitstier und liebt Rhythmen, auf die er sich einstellen kann. Die Morgentoilette gehört genauso dazu wie ein leichtes Frühstück, die Tasse Kaffee oder Tee. Um Hektik am Morgen zu vermeiden (vor allem, wenn Kinder versorgt werden müssen), stellen Sie schon abends zurecht, was morgens benötigt wird. Tages- und Wochenplanungen sollten neben der Arbeit auch Zeiten der individuellen Freizeit und Muße berücksichtigen. Sehr zu empfehlen ist ein Familienplaner. So können sich alle auf Termine einstellen.

# Bett, Matratze, Kissen und Co.

Der Schlaf und das Schlafzimmer sind Themen, die laut einer Studie der britischen Soziologin Susan Venn Frauen mehr beschäftigen als Männer. So legen Frauen viel Wert auf eine gemütliche Atmosphäre. Das reicht von der Beleuchtung bis zur Bettwäsche. Männer hingegen sehen den Schlaf als Notwendigkeit, für die man zwei Dinge braucht: ein Bett und Ruhe. Doch erholsamer Schlaf ist die Summe vieler Faktoren.

## Bett

Ein Drittel unseres Lebens verbringen wir im Bett. Während des Schlafs drehen wir uns Nacht für Nacht mindestens 20- bis 40-mal um, also sollte das Bett stabil und breit genug sein. Ein Einzelbett sollte mindestens 1,00 m, ein Doppelbett mindestens 1,80 m breit sein. Für die Länge gilt die Faustregel: Körperlänge plus mindestens 20 cm. Die gängige Länge für ein Bett beträgt bei uns 2,00 m.

### Größen für Kinder
Standardgrößen für Kinder und Jugendliche gelten heute als überholt. Betten- und Matratzengeschäfte gehen davon aus, dass ein sechsjähriges Kind 70 × 160 cm haben sollte. Für Jugendliche ist das Erwachsenenbett optimal. Für Babys und Kleinkinder gelten die Standardmaße 60 × 120 cm und 70 × 140 cm. Je nach individuellem Wachstum reicht das bis zu einem Alter zwischen drei und sechs Jahren.

# Matratze

Die richtige Matratze müssen Sie sich im Geschäft »erliegen«. Bringen Sie zum perfekten Probeliegen Ihr eigenes Kopfkissen mit. Den Liegekomfort bestimmen viele Faktoren: Gewicht und Körpergröße, Alter und Geschlecht, Schlafgewohnheiten und körperliche Probleme. Eine teure Matratze muss nicht die bessere sein. Auch günstige Angebote bieten ausreichenden Schlafkomfort. Eine gute Orientierung gibt der Matratzentest der Stiftung Warentest. Und nach acht bis zehn Jahren heißt es: Matratzenwechsel.

## Materialwahl

Klassiker sind Matratzen aus Kaltschaum oder Federkernmatratzen. Sie bieten ein gutes Schlafklima und unterstützen den Körper in der Liegeposition. Als besonders anpassungsfähig und hygienisch gelten Latexmatratzen und Modelle aus Schaumstoff. Achten Sie beim Kauf darauf, dass Sie nicht allergisch auf das verwendete Material reagieren. Ein waschbarer Allergikerbezug ist oft hilfreich.

# Kissen

Daune oder Kunststoff? Dick oder dünn? Groß oder klein? Die Qual der Wahl. Als Rückenschläfer braucht man eher ein kleines Kissen, es darf allerdings nicht zu flach sein. Das Kinn sollte leicht zur Brust geneigt sein, damit die Halswirbelsäule nicht überstreckt wird. Seitenschläfer können ein großes Kissen benutzen. Es sollte den Kopf so stützen, dass die gesamte Wirbelsäule eine gerade Linie bildet. Es gibt auch spezielle Seitenschläferkissen. Mit ihrer schmalen Form eignen sie sich sowohl für den Kopf als auch als Stütze für Knie und Beine. Kissen immer gut aufschütteln und öfter waschen. Nach zwei bis drei Jahren hat ein Kopfkissen ausgedient.

# Bettzeug richtig pflegen

Nach dem Aufstehen sollten Sie das Schlafzimmer gut durchlüften, Betten und Kissen am besten am Fenster kräftig aufschütteln. Verzichten Sie auf das klassische Bettenmachen, bei dem die Matratze mit der Decke zugedeckt wird. Dadurch kann die Feuchtigkeit, die wir nachts abgegeben haben, nicht aus dem Bettzeug entweichen – ein idealer Tummelplatz für Milben. Geben Sie den Spinnentieren keine Chance und lassen Sie die Betten mindestens halb aufgeschlagen, sodass Luft an Decke, Laken und Matratze gelangt. Verwenden Sie auch keine Tagesdecke. Betten brauchen Luft.

Experten raten überdies, Bezüge und Laken alle zwei Wochen zu tauschen und bei mindestens 60 °C zu waschen, um gegen Milben vorzubeugen. Wer wenig schwitzt und ökologisch haushalten möchte, kann auch etwas seltener waschen. Drehen Sie Matratzen alle vier bis acht Wochen einmal um und saugen Sie sie ab. Auch im Lattenrost sammelt sich Staub.

# Schlafzimmer

Dunkel und ruhig ist die Devise. So können Sie sicher sein, nicht durch Geräusche oder Licht aus dem Schlaf gerissen zu werden. Denn beides sind Schlafkiller. Und natürlich sollen Sie sich in Ihrem Schlafzimmer wohlfühlen. Dazu tragen auch die Farben von Wänden, Möbeln und Bettwäsche bei. Schlaffördernd wirken kühle Farben wie Blau, Grün, Weiß. Auf starke Rottöne sollten Sie verzichten, sie wirken anregend.

Bevorzugen Sie in Ihrem Schlafzimmer außerdem Möbel und Böden aus Massivholz und Textilien aus chemisch unbehandelten Naturmaterialien. Vergessen Sie nicht, dass auch Vorhänge, Teppiche oder Kuscheltiere Staubfänger sind. Sie sollten ebenfalls regelmäßig gereinigt werden.

## Temperatur

Gut schlafen hängt auch von der Raumtemperatur ab. Manche mögen es lieber kühl, andere lieber wärmer. Als Faustregel gilt: nicht unter 16 und nicht sehr viel mehr als 18 °C. Zu kühle Temperaturen können die Schimmelbildung fördern.

## Luftfeuchtigkeit

Nachts verlieren wir über die Haut und durch die Atmung etwa einen halben Liter Flüssigkeit. Deshalb sollten Sie auf die Luftfeuchtigkeit im Schlafzimmer achten. Zu trockene Luft – vor allem Heizungsluft im Winter – trocknet die Schleimhäute der Atemwege aus. Erkältungsviren können so ungehindert vordringen. Öffnen Sie vor dem Schlafengehen die Fenster für mindestens fünf Minuten. Im Winter können Sie zur Erhöhung der Luftfeuchtigkeit am Abend ein feuchtes Handtuch aufhängen oder eine Schüssel mit Wasser auf die Heizung stellen.

## Was nicht ins Schlafzimmer gehört

Computer und Fernseher sind im Schlafzimmer tabu. Das blaue Licht der Monitore wirkt anregend. Auch Leuchtuhren können zu Schlafkillern werden. Da wir nachts öfter mal aufwachen, kann der Blick auf die Uhr erst recht munter machen. Handy, Telefon und andere elektromagnetisch wirkende Geräte haben in der Nähe des Betts nichts zu suchen – auch wenn der störende Einfluss von Elektrosmog noch umstritten ist. Grünpflanzen gehören ebenfalls nicht ins Schlafzimmer, sie verbrauchen nachts Sauerstoff.

# Richtig essen – gut schlafen

Es spielt eine große Rolle für den guten Schlaf, was wir wann essen. Der Körper kommt mit drei Mahlzeiten am besten zurecht und mag – zumindest physiologisch gesehen – kein spätes Essen, wenn die Nachtruhe möglichst ungestört bleiben soll.

## Spätes Essen stört den Schlaf

Japanische Wissenschaftler der University of Yamanashi zeigten, dass spätes Essen tatsächlich Auswirkungen auf eine gesunde Nachtruhe hat. Sie untersuchten die Folgen einer nachtbetonten Lebensweise, bei der Studenten drei Wochen lang zwischen 19 und 1:30 Uhr mindestens die Hälfte der täglichen Kalorienmenge zu sich nahmen und die Zeit des Schlafs zwischen 1:30 und 8:30 Uhr lag.

- **Nach einer Nacht:** Zu Beginn der Nacht wurde viel Insulin produziert, um den Blutzuckerspiegel zu senken. Doch wirkt Insulin nachts schwächer als tagsüber. Zudem stoppte die Insulinausschüttung gegen 6 Uhr morgens, obwohl der Blutzuckerspiegel hoch war.
- **Nach drei Wochen:** Der Organismus lieferte nicht mehr die sofort benötigte Menge Insulin für eine tagsüber verzehrte Mahlzeit.

### ZWISCHENMAHLZEITEN MACHEN DICK

Untersuchungen zeigen, dass Menschen, die nachmittags noch ein Stück Kuchen oder einen Snack mit rund 300 Kalorien verzehren, abends genauso viel essen, als hätten sie keine Zwischenmahlzeit gehabt. Diese Snacks sind ein Baustein für Übergewicht. Häufiges und vor allem schnelles Essen macht zudem das natürliche Sättigungsgefühl kaputt.

# Insulin kontra Melatonin

Die Desynchronisation der Insulinreaktion gilt als Vorstadium von Diabetes mellitus. Nicht nur die Insulinproduktion kommt durcheinander, sondern auch die Melatoninausschüttung. Normalerweise senkt das Schlafhormon Melatonin nachts unseren Insulinspiegel. Spätes oder nächtliches Essen kippt dieses Wechselspiel. Die Bauchspeicheldrüse muss hochfahren und den Körper mit Insulin versorgen. Die Nahrung – in Form von Glukose – muss in die Zellen gebracht werden. Erhöhtes Insulin bewirkt gleichzeitig einen Rückgang von Melatonin zu nachtschlafender Zeit. Das beeinträchtigt die Schlafqualität. Noch schlechter sind die Auswirkungen bei Nachtessern, die mehr als die Hälfte der täglichen Kalorienmenge nach 22 Uhr zuführen.

# Das Gewicht im Blick haben

Das größte Gesundheitsproblem der Moderne ist das Übergewicht. Normalgewichtige Männer jenseits der 35 und normalgewichtige Frauen jenseits der 55 sind in Deutschland inzwischen in der Minderheit. Jüngste Untersuchungen der spanischen Ernährungswissenschaftlerin Marta Garaulet von der Universität Murcia erhärten die These, dass Übergewicht und Adipositas auch Folgen der Arhythmisierung unseres Alltags sind. Unregelmäßiges, schnelles, häufiges und spätes Essen begünstigt das Entstehen von Übergewicht, vor allem auch durch die Aktivierung falscher Hormonreaktionen in der Nacht. Zudem entwickeln Menschen mit Übergewicht überdurchschnittlich oft eine Schlafapnoe.

## Langsam essen

Beim Essen stellt sich das Sättigungsgefühl erst nach rund 20 Minuten ein. Nehmen Sie den Begriff »Mahlzeit« wörtlich und kauen Sie gründlich, anstatt zu schlingen. Essen in Gesellschaft und entspannte Gespräche verlangsamen das Tempo ebenfalls. Wenn Sie Übergewicht abbauen möchten, sollten Sie ein- bis zweimal in der Woche das Abendessen streichen (cancel). Dieses intermittierende Fasten von 12 bis 16 Stunden ist nicht nur eine Möglichkeit, Pfunde zu verlieren. Dinner-Cancelling kann zudem eine verstellte innere Uhr wieder synchronisieren.

### *Unbeschwert in die Nacht*

*Nehmen Sie das Abendessen drei, noch besser vier Stunden vor dem Schlafengehen ein. Wenn Sie also gegen 23 Uhr ins Bett gehen, wäre 19 Uhr eine gute Zeit dafür. Wichtig ist, dem Körper nur leichtes Essen zuzuführen, also fettarm und eiweißreich zu essen. Denn ab 19 Uhr beginnt die Ausschüttung von Melatonin. Wer bis zum Schlafengehen gut verdaut hat, kann einen höheren Melatoninspiegel erreichen und sich auf einen tiefen, erholsamen Schlaf freuen.*

## Alkohol und Energydrinks

• **Alkohol** erleichtert zwar das Einschlafen, weil er zunächst den Parasympathikus, den »Erholungsnerv« anspricht. Sein Gegenspieler, der Sympathikus, wird unterdrückt, und man fühlt sich entspannt. Nach etwa drei Stunden ist der Alkohol aber im Körper abgebaut, und es tritt ein Entzugseffekt auf: Die nächtliche Balance zwischen den beiden Nervensträngen wird gestört. Plötzlich wird der Sympathikus aktiv und beginnt den Parasympathikus zu unterdrücken. Typische Folgen sind abruptes Aufwachen in der zweiten

Nachthälfte, Unruhe, Schwitzen, trockener Mund, Herzklopfen. Es ist schwer, wieder Ruhe zu finden, da der Schlafdruck in der zweiten Nachthälfte geringer wird.

Chronischer Alkoholkonsum bewirkt fast immer Schlafstörungen, vor allem in der zweiten Nachthälfte, in der gehäuft Wachphasen auftreten. Die Gehirntätigkeit im Schlaf wird erheblich verändert. Auch nach dem völligen Verzicht auf Alkohol bleibt diese Veränderung und mit ihr die Schlafstörung oft noch viele Jahre wie eine Narbe bestehen.

• **Energydrinks** enthalten neben Koffein die aufputschenden Stoffe Taurin, Inosit und Glucuronolacton. Sie machen Schlaf nahezu unmöglich. Die Aufputscher können sich zudem negativ auf das Herz-Kreislauf-System auswirken. Also Finger weg von Energydrinks!

### Schlank im Schlaf

*Frauenzeitschriften sind voll mit diesem Versprechen. Es funktioniert allerdings nur, wenn man ein paar Ernährungsregeln beachtet. Setzen Sie abends auf leicht verdauliche Kost. Besonders bekömmlich sind Gerichte, die wenige (besser gar keine) tierische Fette und wenige »leere« Kohlenhydrate in Form von Zucker (auch Fruchtzucker) oder Weißmehl enthalten. Denn diese Kohlenhydrate regen die Bauchspeicheldrüse an, das Hormon Insulin zu produzieren, um den Blutzucker abzubauen und in die Muskelzellen zu schleusen. Dieser Vorgang blockiert die Fettverbrennung und fördert die Fetteinlagerung. Zudem wird überschüssiger Zucker (Glukose), der gerade nicht von den Zellen benötigt wird, ebenfalls in Fett umgewandelt. Ein ideales Abendessen besteht also aus gedünstetem Gemüse sowie pflanzlichem Eiweiß aus Soja, Vollkorngetreide oder Reis. Und dazu ein kalorienfreies Getränk.*

# Kaffee oder Tee?

Der schwedische König Gustav III. witterte gesundheitliche Gefahren beim Kaffeegenuss und initiierte das berühmte Kaffee-Experiment. Eineiige Zwillinge, beide zum Tode verurteilte Verbrecher, mussten zu Versuchszwecken Kaffee bzw. Tee trinken. Der König wollte herausfinden, ob Kaffee gefährlicher ist als Tee. Der eine musste über einen langen Zeitraum viel Kaffee, der andere viel Tee trinken. Beide Männer überlebten sowohl den König als auch die Mediziner, die das Experiment überwachen sollten. Der Teetrinker starb schließlich zuerst – im Alter von 83 Jahren.

Die Geschichte nimmt moderne wissenschaftliche Erkenntnisse vorweg: Gesundheitliche Gefahren gehen von beiden Getränken nicht aus. Allerdings wirkt sich der Genuss von Kaffee, schwarzem oder grünem Tee in der zweiten Tageshälfte ungünstig auf das Einschlafen aus. Denn Koffein und Teein senken den Melatoninspiegel. Ein doppelter Espresso, drei Stunden vor dem Schlafen getrunken, senkt das Schlafhormon so stark, dass es im Schlaf-wach-Rhythmus zu 40 Minuten Phasenverzögerung kommt.

Die Europäische Behörde für Lebensmittelsicherheit (EFSA) ermittelte in einem wissenschaftlichen Gutachten die Werte für Koffein, die für gesunde Erwachsene gesundheitlich unbedenklich sind:

• 200 Milligramm Koffein – das entspricht 2 bis 3 Tassen Kaffee, die man in kurzer Zeit trinkt – stellen kein gesundheitliches Risiko dar.

• Über den Tag verteilt gelten 400 Milligramm Koffein als unbedenklich. Wer unter Schlafproblemen leidet, sollte den Kaffeekonsum jedoch ab Mittag einstellen.

• Bei schwangeren und stillenden Frauen ist eine Koffeinmenge bis zu 200 Milligramm über den Tag verteilt unbedenklich.

# Bewusste Ernährung

Mit abwechslungsreichen Mahlzeiten sind Sie auf der sicheren Seite. Essen Sie vor allem viel Gemüse und Obst aus regionalem Anbau und im Einklang mit den Jahreszeiten, dazu Nüsse, Samen und Vollkorngetreide. Beherzigen Sie zudem folgende Tipps:

• Vermeiden Sie Fertiggerichte, kochen Sie so oft wie möglich selbst. Das schützt Ihren Körper vor Stabilisatoren, Emulgatoren und Konservierungsstoffen. Der hohe Anteil an Zucker, Salz und energiedichten Kohlenhydraten in Fertiggerichten wirkt sich ungünstig auf den Insulinstoffwechsel aus. Zu viel Insulin im Blut hemmt die Melatoninproduktion am Abend.

• Aus Plastikverpackungen kann Bisphenol A in die Lebensmittel übergehen. Dieser Stoff beeinflusst das Hormonsystem.

• Scharfe Speisen heizen den Körper auf, der will aber abends seine Temperatur senken, um sich auf den Schlaf vorzubereiten.

• Besonders abends kann Süßes dazu führen, dass Sie nachts Sodbrennen bekommen, denn es gehört zu den sogenannten Säurelockern. Gegen Sodbrennen hilft Heilerde. Lösen Sie 1 Esslöffel Luvos®-Heilerde (das einzige Naturarzneimittel, das in Deutschland mit dem Wirkstoff Heilerde bei Sodbrennen zugelassen ist) in einem Glas warmem Wasser auf und trinken Sie es schluckweise.

## DIE RICHTIGE ZEIT FÜR VITAMINE

Vitamin C, Multivitamine und ähnliche Präparate regen den Stoffwechsel an und verhindern dadurch einen ruhigen Schlaf. Wer aus gesundheitlichen Gründen zu solchen Ergänzungspräparaten greifen muss, sollte die Einnahme auf den Vormittag legen. In der Regel brauchen die meisten Menschen keine zusätzlichen Vitamine, denn bei einer ausgewogenen Ernährung mit Gemüse und Obst führen wir alle wichtigen Vitamine in ausreichender Menge zu.

# Schlaffördernde Lebensmittel

Es gibt Lebensmittel, die besonders reich an der lebensnotwendigen (essenziellen) Aminosäure L-Tryptophan sind. Aus Tryptophan wird über Zwischenstufen Serotonin gebildet und daraus bei Dunkelheit Melatonin. Serotonin ist ein Wachhormon, besser als Glückshormon bekannt, da es die Stimmung positiv beeinflusst. Über eine gute Tryptophanversorgung können wir sowohl den Serotonin- als auch den Melatoninspiegel günstig beeinflussen. Etwa 5 Milligramm Tryptophan je Kilogramm Körpergewicht (mg/kg) benötigen wir täglich. Bei 70 Kilogramm Körpergewicht macht das eine Tagesmenge von etwa 350 Milligramm Tryptophan. Zu den Toplieferanten gehören bestimmte Käsesorten, Soja und Nüsse (siehe Kasten). Der durchschnittliche Melatoninspiegel im Blut liegt tagsüber bei 10 Pikogramm pro Milliliter (pg/ml), nachts bei 100 Pikogramm pro Milliliter, also zehnmal höher als am Tag.

### *Warme Kost statt Rohkost*

*Das Aufspalten von Rohkost ist abends ein Kraftakt für den Verdauungsapparat. In der ayurvedischen und der traditionellen chinesischen Medizin wird daher warme Kost bevorzugt, besonders abends. Eine leichte Gemüsesuppe oder ein warmes Getreidegericht sind ideal. Gemüsesuppen lassen sich geschmacklich mit Kräutern und Gewürzen variieren. Reis, Buchweizen und Couscous kann man wunderbar mit Obst oder Gemüse kombinieren.*

## Kamille macht müde

Eine gute Einschlafhilfe ist Kamillentee, denn Kamille hat eine beruhigende Wirkung auf den Körper und auf die Seele. Kamillentee sorgt dafür, dass wir herunterfahren können und die Muskeln sich entspannen. Gleichzeitig beruhigt Kamille bei belastenden Gedanken

## TRYPTOPHAN – DA STECKT ES DRIN

Ob Käse, Milch oder Fleisch – Tryptophan ist vor allem in protein-reichen Lebensmitteln enthalten. Nüsse und Samen sowie einige Obstarten sind ebenfalls gute Lieferanten. Manchmal werden leichte Depressionen oder Schlafstörungen mit Tryptophan als Medikament aus der Apotheke behandelt. Unser Körper kann die essenzielle Aminosäure nicht selbst herstellen, deshalb muss sie über die Nahrung aufgenommen werden. Eine ausreichende Versorgung mit Tryptophan ist eine gute Voraussetzung für einen tiefen und erholsamen Schlaf.

| Lebensmittel | Tryptophangehalt je 100 g Lebensmittel |
|---|---|
| Mozzarella | 600 mg |
| Sojabohnen | 575 mg |
| Parmesan | 480 mg |
| Cashewnüsse | 450 mg |
| Emmentaler, Edamer, Tilsiter | 400–440 mg |
| Kürbiskerne | 360 mg |
| Haferkleie, Weizenkeime | 335 mg |
| Sonnenblumenkerne | 310 mg |
| Rindfleisch | 300 mg |
| Hühnchen | 280 mg |
| Lachs, Forelle, Hering, Kabeljau | 240–260 mg |
| grüne Bohnen | 230 mg |
| Haferflocken | 210 mg |

und lindert Ängste, die sonst den Schlaf stören würden. Machen Sie am besten ein Ritual aus der abendlichen Tasse Kamillentee.

Doch nicht jeder liebt Kamillentee. Probieren Sie dann einen **Kamillen-Bananen-Smoothie** als Einschlafhilfe: 1 Banane, 5 frische oder getrocknete Kamillenblüten mit ½ Tasse Wasser im Mixer zerkleinern und auf Trinktemperatur erwärmen. Die Banane enthält schlafförderndes Tryptophan, B-Vitamine und Magnesium. Falls Sie den Geschmack von Kamille gar nicht mögen, nehmen Sie abends ein Bad, dem Sie ein paar Tropfen ätherisches **Kamillenöl** zugeben.

# Zur Ruhe kommen

Unser Leben besteht idealerweise aus einem Wechsel von Anspannung und Entspannung. Das hat die Natur so vorgesehen. Doch dieses Wechselspiel ist bei vielen Menschen heute gestört. Das Beschleunigungsvirus infiziert zunehmend unseren Alltag. Wir nehmen unerledigte Arbeit mit nach Hause oder den Ärger mit dem Chef. Dazu kommt der Spagat zwischen Berufstätigkeit und Familie. Nicht zuletzt durchdringen die digitalen Medien sämtliche Lebensbereiche. Die permanente Informationsflut, die unseren Alltag bestimmt, bedeutet Stress pur. Entspannungstechniken helfen.

## Den Entspannungsnerv stärken

Der Parasympathikus, auch »Herr der Nacht« genannt, ist für die Entspannung des Körpers zuständig. Dafür senkt er nachts die Herzfrequenz und den Blutdruck. Wir schalten aus dem Leistungs- in den Entspannungsmodus, um Energie zu tanken für den neuen

Tag. Andererseits heizt der Parasympathikus die Verdauung und Entgiftung an, ist also wichtig für den Stoffwechsel.

Damit das große Reinigungs- und Erholungsprogramm nachts ungehindert läuft, können Sie den Parasympathikus abends stärken. Dabei helfen ganz normale Dinge wie das Zusammensein mit der Familie und Freunden. Man bespricht noch einmal den vergangenen Tag, und schon wird geteilter Stress zu halbem Stress. Vermeiden Sie abends Beschäftigungen, die etwas mit der Arbeit zu tun haben. Wunderbare Abschalter sind Kneipp-Wasseranwendungen (siehe Kapitel 5), ein Saunabesuch, Aromatherapie (siehe Kapitel 3), eine Massage oder ein Spaziergang. Auch Gartenarbeit, Lesen, Handarbeiten, Tanzen oder Singen im Chor sind gute Möglichkeiten, den Schalter umzulegen.

### Warmes Wasser beruhigt

*Egal, welcher Entspannungstyp Sie sind, warmes Wasser wirkt bei allen regulierend. Schon ein simples Fußbad tut nicht nur den Füßen gut, es wirkt durchblutungsfördernd, beruhigend und damit schlaffördernd. Anschließend die Füße mit einer Creme pflegen und gleichzeitig massieren – und Sie haben schon mal den Autopiloten abgeschaltet. Wenn Sie sich danach noch etwas Wärme mit einem schönen Tee zuführen, kann der Feierabend ganz entspannt beginnen.*

## Den Stressabbau fördern

Stressreaktionen sind überlebenswichtig. Sonst wäre die Menschheit schon längst als Opfer von Raubtieren von der Bildfläche verschwunden. Stress mobilisiert körperliche und geistige Reserven und befähigt zum Kampf, zur Flucht und lässt uns manchmal zum Überleben erstarren. Für die Zeit der Gefahr werden Stresshormone ausgeschüttet, der Blutdruck sowie die Herzfrequenz steigen, und Energiereserven für die Muskeln werden bereitgestellt. Der Sympathikus ist sozusagen in seinem Element. Ist die Gefahr vorbei, wird das System auf ein Normalmaß runtergefahren.

Heute sind Raubtiere weit weg, dafür gibt es andere Stressoren zuhauf und tagtäglich: Aufstehen gegen die innere Uhr, Hektik im Straßenverkehr, Leistungsdruck im Job und bei der sogenannten Work-Life-Balance, hohe Geräuschpegel und schlechte Luft in den Städten. Der notwendige gesunde Wechsel von Anspannung und Entspannung ist bei vielen Menschen dadurch empfindlich gestört. Selbst in Ruhezeiten ist das System zu sehr in Anspannung. Das bleibt nicht ohne Auswirkungen auf den Schlaf. Regelmäßige Entspannungsübungen sind geeignet, den Stresslevel nachhaltig zu senken.

## Typgerecht entspannen

Entspannungsverfahren gibt es reichlich, aber nicht jedes ist für jeden geeignet. Für manche ist autogenes Training eine Supersache, andere werden damit nicht warm. Für sie sind möglicherweise körperbetonte Erlebnisse wie Sport das Richtige. Welche Entspannungstechnik am besten wirkt, hängt unter anderem damit zusammen, mit welchen Sinnen jemand die Welt bevorzugt wahrnimmt. Manche Menschen sind »Hörtypen« (auditive Wahrnehmung), andere »Sehtypen« (visuelle Wahrnehmung). Der »Körpertyp« (kinästhetische Wahrnehmung) wiederum erfühlt die Welt durch Aktivität und Berühren. Dem Hörtyp kommt Meditation näher, der körperbetonte Typus neigt eher zu progressiver Muskelentspannung, Tai-Chi oder Yoga. Der visuelle Typ entspannt am besten mit bildbetonten Fantasiereisen. Es kann sein, dass auch zwei Wahrnehmungskanäle bei Ihnen gleich stark ausgeprägt sind. Kombinieren Sie, was zu Ihnen und in Ihren Alltag passt.

Am besten, Sie erlernen die von Ihnen bevorzugte Technik in einem Kurs. Allein verliert man schnell die Motivation. Ein feststehender Termin hilft, den inneren Schweinehund zu bekämpfen. Und bei Fragen oder Problemen stehen Ihnen professionelle Ansprechpartner zur Verfügung. Wenn Sie ein Entspannungsverfahren erlernt und verinnerlicht haben, können Sie es besser in Ihren Alltag integrieren. Manche Krankenkassen geben Zuschüsse zu Kursen, fragen Sie danach.

## Wie Entspannung wirkt

Verfahren zur Entspannung haben das Ziel, geistige oder körperliche Erregungszustände zu verringern bzw. zu regulieren. Dabei wird mit verschiedenen Techniken der Parasympathikus, der Nervenstrang für die Entspannungsmechanismen des Körpers, stimuliert und der Sympathikus, der Leistungsnerv, gehemmt. Dieser Wechsel in den Erholungsmodus entspannt auf körperlicher und seelischer Ebene.

**Wirkung auf den Körper:**
- Muskelentspannung
- Senkung der Herzfrequenz
- Senkung der Atemfrequenz
- Senkung des Blutdrucks

**Wirkung auf die Psyche:**
- Verbesserung des Wohlbefindens
- verbesserte Konzentrationsfähigkeit
- allgemeine Zufriedenheit
- Ausgeglichenheit
- Senkung des Stressempfindens

Ähnliche Effekte erzielt man mit etlichen Verfahren aus der Naturheilkunde (z. B. Wasseranwendungen, Bachblüten, Aromatherapie), die neben der Stärkung der Selbstheilungskräfte in der Regel
auch eine Umstimmung des vegetativen Nervensystems bewirken.

## Bewährte Verfahren

Der Weg zur Entspannung kann über verschiedene Kanäle erfolgen. Über die Lenkung der Aufmerksamkeit auf das Hier und Jetzt
und den Körper kommt es zu einer verbesserten Körperwahrnehmung und dadurch zu den gewünschten Entspannungsreaktionen.

• Bei der **progressiven Muskelentspannung** werden verschiedene Muskelgruppen 30 Sekunden angespannt und dann bewusst
gelockert. Die unterschiedlichen Spannungs- und Entspannungs-
zustände werden ganz bewusst erlebt. Kurzformen dieser Technik
sind überall und jederzeit anwendbar (siehe »Entspannung« in
Kapitel »Zähneknirschen«).

• Das **autogene Training** ist eher eine psychische Entspannungstechnik und arbeitet mit autosuggestiven Formeln wie »Die Beine
sind schwer«, wodurch der Körper im Idealfall einen tiefen Zustand der Beruhigung erlangt.

• **Tai-Chi**, auch als Schattenboxen bzw. innere Kampfkunst
bekannt, schult Körperwahrnehmung und Ausgeglichenheit. Die
tiefe rhythmische Atmung führt die fließenden Bewegungsabläufe.
Die tiefe Bauchatmung ist ein Grundelement von Entspannung
und besonders gut vor dem Einschlafen. Ähnlich wirkt **Qigong**.

• **Yoga** ist jahrtausendealt, aber gerade heute immer beliebter. Es
geht dabei um Bewegungen, An- und Entspannen, Atembeobach-
tung, Konzentration und Einswerden von Körper und Seele.

• **Meditation** zielt darauf ab, die Konzentration nach innen zu
richten und so einen veränderten Bewusstseinszustand zu errei-

chen. Dadurch wird eine tiefe innere Ruhe möglich. Man lernt, sich aus der äußeren Welt zurückzuziehen, den Alltagsballast loszulassen und Geist und Körper eine Pause zu verschaffen. Studien belegen, dass Menschen mit Einschlafstörungen durch das Erlernen einer Meditationstechnik bereits nach 30 Tagen eine deutlich verringerte Zeit zum Einschlafen benötigten. Auch Selbsthypnose ist eine Form der Aufmerksamkeitsfokussierung.

● **Bodyscan** ist eine Übung, bei der Sie Ihren Körper achtsam wahrnehmen (siehe folgender Kasten). Sie lernen, schrittweise Ihren Körper zu spüren, und zwar von den Füßen bis zum Kopf. Dabei begegnen Sie sich selbst und Ihren Gedanken, Empfindungen und Gefühlen mit einer wohlwollenden, akzeptierenden Haltung.

● **Fantasiereisen** sind für optische Entspannungstypen ideal. Erlebte oder ausgedachte Bilder und Szenen im Kopf entführen an ganz persönliche Orte der Ruhe und Geborgenheit. Der Körper reagiert positiv und beruhigt sich.

● **Atemübungen** sind geeignet, um die flache Lungenatmung, die wir bei Stress haben, wahrzunehmen und gezielt in die beruhigend wirkende Bauchatmung umzuwandeln.

● **Wasser** beruhigt. Schon ein warmes Bad ist eine Wohltat für Körper und Seele. Der bewusste Einsatz von warmem und kaltem Wasser in Form von Waschungen, Güssen und Wickeln wirkt nicht nur entspannend, sondern auch schlaffördernd (siehe Kapitel 5).

## Achtsam abschalten

Bringen Sie am Abend Körper und Geist zur Ruhe, damit Sie nachts gut schlafen können. Begeben Sie sich dafür mit der Übung »Bodyscan« auf eine entspannende Reise durch Ihren Körper. Immer hilfreich sind Atemübungen zwischendurch. Oder Sie tun Ihrer verspannten Nackenmuskulatur mit einer Übung zu ihrer gezielten Entspannung etwas Gutes.

## Konzentration mit dem Bodyscan

Eine wirkungsvolle Übung, um einen Gang herunterzuschalten, ist der Bodyscan. Sie brauchen dafür nur eine feste Unterlage, Ruhe und etwas Geduld. Legen Sie sich auf den Rücken, die Beine fallen locker auseinander, die Hände liegen entspannt neben der Hüfte. Lassen Sie sich so richtig in die Unterlage sinken. Atmen Sie einige Male tief ein und aus. Starten Sie nun mit dem Scan Ihres Körpers.

Ihre ganze Aufmerksamkeit wandert zum kleinen Zeh des linken Fußes. Spüren Sie ihn, so gut Sie können. Scannen Sie den Nagel, die Ober- und Unterseite des Zehs und den Zwischenraum zum nächsten Zeh. Wandern Sie auf diese Weise die ganze Zehenreihe ab und konzentrieren Sie sich dabei ausschließlich auf den jeweiligen Zeh. Lassen Sie Ihre Aufmerksamkeit dann nach und nach das linke Bein hinaufwandern – Fuß, Knöchel, Unterschenkel, Knie und Oberschenkel, jeweils von vorn, hinten, rechts und links.

Mit dem rechten Bein verfahren Sie genauso. Dann folgen Becken, Bauch und Oberkörper, ebenfalls von allen Seiten. Nun sind nacheinander die Arme an der Reihe. Zum Schluss geht es in den Kopfbereich. Spüren Sie Kinn, Kiefer, Augen, Augenbrauen, Nase und Stirn. Am Ende der Reise rekeln Sie sich genüsslich auf der Unterlage und lassen die Übung eine Weile nachwirken.

### Bodyscan mit Anleitung

*Ein Bodyscan fällt manchem unter Anleitung leichter, etwa mit Buch und CD »Die heilende Kraft der Achtsamkeit« von Jon Kabat-Zinn und Ulrike Kesper-Grossman.*

# In den Boden sinken lassen

Stress wird oft im Nacken spürbar. Tun Sie deshalb Ihren Nacken-muskeln etwas Gutes. Legen Sie sich auf eine feste Unterlage, die Arme liegen locker neben dem Körper, die Handflächen zeigen nach oben. Öffnen Sie die Beine hüftbreit und lassen Sie die Füße nach außen fallen. Drehen Sie den Kopf langsam nach links, zur Mitte, dann nach rechts und wieder zur Mitte. Damit entspannen Sie die Nackenmuskulatur. Führen Sie das Kinn Richtung Brust und atmen Sie mehrmals tief in den Bauch ein und aus. Beim Aus-atmen stellen Sie sich vor, Ihr Körper sinke etwas tiefer in den Bo-den. Lassen Sie sich von der Erde tragen, die Gedanken kommen und gehen. Genießen Sie diese Übung 10 Minuten.

# Atmung

Lassen Sie den Stress heraus, indem Sie die Atmung verbessern und den Rücken aktivieren. Stehen Sie mit leicht gebeugten Knien, die Füße sind parallel schulterbreit auseinander, die Arme leicht ange-winkelt, das Brustbein ist gerade. Atmen Sie 5-mal tief durch die Nase ein und den Mund aus. Rollen Sie den Kopf Halswirbel für Halswirbel Richtung Brustbein ab. Nehmen Sie sich etwa 2 Minu-ten Zeit dafür. Dann lassen Sie den Oberkörper ebenso langsam Richtung Füße sinken – so weit Sie kommen, im Idealfall berühren die Hände den Boden.

### Die Atmung überprüfen

Wenn wir unter Druck stehen, wird die Atmung flacher. Mit geziel-ten Übungen können Sie sie vertiefen. Legen Sie sich auf den Rücken, eine Hand auf der Brust, die andere auf dem Bauch. Atmen Sie langsam und tief durch die Nase ein. Wenn Sie richtig atmen, hebt sich beim Einatmen die Hand auf dem Bauch höher als die auf der Brust. Halten Sie den Atem kurz an und atmen Sie langsam aus. Finden Sie Ihren eigenen Atemrhythmus.

# Die Kraft der Rituale

Rituale erleichtern das Leben ungemein. Wir mögen es, wenn wir wissen, was wann zu tun ist und was uns in welchen Situationen erwartet. Indem wir Dinge immer zur gleichen Zeit auf die gleiche Weise erledigen, sparen wir viel Energie und fühlen uns sicher. Der Körper belohnt uns für abendliche Rituale mit tiefem, gesundem Schlaf.

## Ayurvedische Abendrituale

Rituale spielen im Ayurveda eine große Rolle. Dazu gehört, sich wenigstens einmal am Tag 30 bis 60 Minuten Zeit für sich zu nehmen. Der Abend ist eine gute Zeit dafür, denn zwischen 18 und 22 Uhr starten wir in die Regenerationsphase und können den Körper dabei unterstützen. Probieren Sie die folgenden Empfehlungen einfach mal aus.

- Für das **Zungenschaben** verwenden Sie einen Esslöffel. Setzen Sie den Löffel nach unten gerichtet am Zungenende an und ziehen dann mehrmals Richtung Zungenspitze, um die Zunge von Belag zu befreien. So verhindern Sie, dass sich nachts Bakterien breitmachen.

- Das **Ölziehen** nährt die Nerven, das Zahnfleisch und entsorgt Giftstoffe aus dem Mundraum. Nehmen Sie 1 knappen Esslöffel Sesam-, Lein- oder Sonnenblumenöl in den Mund, »kauen« darauf herum und »schieben« das Öl mindestens 5 Minuten hin und her, gern auch länger.

● Für die **Nasenspülung** füllen Sie eine Nasendusche mit 1%igem Salzwasser. Dafür in 100 Milliliter lauwarmes Wasser 1 Gramm Salz geben oder eine Fertiglösung verwenden. Das Spülen der Nase reinigt, löst überflüssigen Schleim und befeuchtet die Schleimhäute. Es soll sogar eine positive Wirkung aufs Schnarchen haben!

● Trinken Sie abends eine **ayurvedische Gewürzmilch** (siehe »Heilmittel aus aller Welt« in Kapitel »Einschlaf- und Durchschlafstörungen«) oder gönnen Sie Ihren Füßen eine **Massage** mit körperwarmem Öl.

## Teezeremonie und schöne Düfte

Auch das abendliche Zubereiten und Trinken von Tee ist ein schönes Ritual. Schalten Sie für diese Zeit alle elektronischen Geräte aus. Brühen Sie einen schlaffördernden Tee auf (siehe »Pflanzliche Mittel« in Kapitel »Einschlaf- und Durchschlafstörungen«). Solange er zieht, können Sie bei Kerzenschein und eventuell einem Duft wie Lavendel oder Rose eine der folgenden Übungen durchführen. Jede dauert etwa 10 Minuten, also genau die Zeit, die der Tee zum Ziehen braucht. Trinken Sie danach in aller Ruhe den Tee und lassen Sie den Tag Revue passieren.

### Feste Muster

*Die beste Medizin, um gut zu schlafen, ist ein festes Muster an Aktivitäten vor dem Zubettgehen. Wenn man ein Muster einführt und es ständig wiederholt, weiß der Körper ganz genau, was er tun muss. Führen Sie die abendlichen Routinehandlungen sehr bewusst durch, widmen Sie ihnen Ihre ganze Aufmerksamkeit. Diese Achtsamkeit kann Ihnen helfen, im Hier und Jetzt zu landen.*

# Stille-Rituale für das Bett

Es geht vielen so: Kaum liegen sie im Bett, beschleicht sie die Furcht, nicht einschlafen zu können. Mit ein paar kleinen Tricks können Sie Ihren unruhigen Geist zur Ruhe bringen. Finden Sie heraus, welche dieser Übungen am besten zu Ihnen passt.

## Den Atem beobachten

Achten Sie während des Einschlafens nur auf Ihren Atem. Nehmen Sie das Heben und Senken des Bauchs beim Atmen wahr und spüren Sie, wie die Luft beim Ein- und Ausatmen durch die Nase strömt und der Atem durch den Körper fließt. Selbst im Schlaf wirkt diese Meditation noch nach.

## Schöne Bilder aus dem Kopfkino

Schalten Sie Ihr Kopfkino an: Stellen Sie sich einen schönen Strand im Sonnenschein, eine blühende Frühlingswiese oder eine idyllische Berghütte vor. Ihrer Fantasie sind keine Grenzen gesetzt. Wichtig ist allein, dass Sie sich bei den Gedanken an das Bild wohl- und geborgen fühlen.

## Selbsthypnose ausprobieren

Legen Sie sich bequem hin und schließen die Augen. Lassen Sie den Atem kommen und gehen. Zählen Sie bei jedem Ausatmen von 10 herunter, bis Sie bei 0 ankommen. Nehmen Sie sich Zeit dafür. Wenn Sie die 0 erreicht haben, lenken Sie Ihre Aufmerksamkeit nacheinander auf Ihre Hände. Erspüren Sie, was die Handflächen, jeder einzelne Finger und der Handrücken empfinden. Geben Sie sich nun die Erlaubnis, alle Muskelspannung aus den Händen und Fingern zu lassen. Genießen Sie das einsetzende wohlige Gefühl von Entspannung so lange, wie es für Sie angenehm ist oder bis Sie in den Schlaf sinken.

### Schreibend Gedanken stoppen

Legen Sie einen Notizblock auf den Nachttisch. Bevor Sie sich schlafen legen, notieren Sie, was Sie am nächsten Tag erledigen wollen oder müssen. Damit entlasten Sie schon mal Ihr Gehirn. Wenn Sie sich tagsüber über jemanden geärgert haben, können Sie dieser Person einen Brief schreiben, in dem Sie Ihre Gefühle ausdrücken. Stecken Sie den Brief in einen Umschlag und vergraben Sie ihn irgendwo im Schrank. Sie werden sehen: Schreiben befreit und schafft Abstand.

# Entspannen mit Stretching und Yoga

Yoga ist eine effektive Möglichkeit, einen unruhigen Geist und verkrampften Körper gleichzeitig zu entspannen. Die Kombination von Körperhaltung (Asana), Atmung (Pranayama) sowie meditativen Elementen dient dem Abbau körperlicher und geistiger »Überspannungen«. Eine zentrale Rolle kommt der Atmung zu. Beginnen Sie das Abschalten mit einfachen Dehnübungen.

## Den Oberkörper dehnen

Das Dehnen des Oberkörpers mobilisiert die Brustwirbelsäule. Die Übung ist ideal zum Runterkommen nach einem anstrengenden Tag. Gehen Sie in den Fersensitz, strecken Sie die Arme nach oben und greifen Sie abwechselnd nach den Sternen. Der Rücken ist dabei lang. Folgen Sie dem jeweils gestreckten Arm mit dem Blick. Mit dem Hochstrecken atmen Sie ein, halten den Atem oben an und beim Absenken atmen Sie aus. Den Arm wechseln. Die Übung 10-mal wiederholen.

# Seitliches Dehnen

Seitliches Dehnen hält die großen Rückenmuskeln geschmeidig und verleiht Ihnen buchstäblich ein breites Kreuz. Gehen Sie in den Fersensitz, strecken Sie den linken Arm nach oben und stützen Sie sich mit der anderen Hand seitlich auf dem Boden ab. Führen Sie den gestreckten Arm nun langsam so weit über den Kopf, bis Sie ein leichtes Ziehen verspüren. Die Hüfte bleibt gerade. Beim Hochheben des Arms atmen Sie ein, halten dann den Atem an und beim Absenken atmen Sie aus. Den Arm wechseln. Die Übung 10-mal wiederholen.

# Runder Rücken

Der runde Rücken ist eine Kombination von Dehnung, Lockerung und Kräftigung für Wirbelsäule, Rücken-, Schulter- und Halsmuskeln. Nehmen Sie den Fersensitz ein, der Rücken ist gerade. Verschränken Sie die Hände vor dem Bauch und atmen Sie dabei tief ein. Machen Sie den Rücken rund und strecken Sie die verschränkten Hände nach vorn, die Handflächen zeigen nach außen. Atmen Sie dabei aus. Den Atem einige Sekunden anhalten und wieder die Ausgangsstellung einnehmen. Die Übung 5-mal wiederholen.

# Schmetterlingssitz

Der Schmetterlingssitz regt den Energiefluss an. Geistig steht die Yoga-Übung für die Bereitschaft, sich zu entwickeln und neu zu werden. Auf der körperlichen Ebene werden die Muskeln der Oberschenkel (innen und vorn) sowie der Hüfte gedehnt und die Hüftgelenke mobilisiert. Setzen Sie sich dafür im Schneidersitz auf den Boden. Umfassen Sie die Füße mit den Händen und beugen Sie den Oberkörper so weit nach vorn, wie es Ihnen möglich ist. Halten Sie die Spannung 1 bis 2 Minuten.

## Beine hochlegen

Die Balance zwischen oben und unten stellt diese Übung nach einem langen Tag wieder her. Platzieren Sie dafür ein dickes Kissen als Unterlage für Ihr Becken direkt an einer Wand. Als Auflage für den Kopf falten Sie eine Decke. Setzen Sie sich nun so auf das Kissen, dass Sie die Beine zur Wand hochstrecken können. Den Oberkörper legen Sie beim Hochstrecken der Füße ab. Diese wohltuende Übung entspannt müde Füße und Beine, und sogar Schwellungen lassen nach. Das Gehirn wird besser mit Blut versorgt, und der Geist wird beruhigt. Verweilen Sie 3 bis 20 Minuten in dieser Haltung.

## Die Wirbelsäule entspannen

Völliges Loslassen auf geistiger Ebene sowie Entspannung der Wirbelsäule, Dehnung der Rücken- und Nackenmuskeln gelingen Ihnen mit dieser Übung. Gehen Sie in den Fersensitz, beugen Sie sich nach vorn und legen Sie den Kopf vor den Knien auf die Handrücken. Alternativ können Sie die Arme nach hinten strecken, die Handflächen zeigen nach oben. Bleiben Sie in der Position, bis Sie ganz ruhig sind. Dann lassen Sie los: Nacken, Gesicht, Augen, Mund und alles, was sich noch mit Anspannung bemerkbar macht. Machen Sie 30 Atemzüge. Beim Hochkommen rollen Sie Wirbel für Wirbel auf.

## Liegender Schmetterling

Mit dem liegenden Schmetterling weiten Sie Brustkorb und Herzbereich. Legen Sie dafür ein Polster, mehrere Kissen oder gefaltete Decken so, dass beim Sitzen Kopf und Rücken bis zum Becken gestützt sind. Eventuell legen Sie auch eine Rolle unter die Knie. Sie sollen sich komplett fallen lassen können. Winkeln Sie nun die Beine an und lassen Sie die Knie nach außen fallen, die Fußsohlen berühren sich. Die Hände liegen locker neben dem Körper, Handflächen nach oben. Atmen Sie tief ein und aus, spüren Sie dem Atem nach. Verweilen Sie in dieser Haltung 3 bis 20 Minuten.

# Bewegung macht müde

Unser bestimmender Rhythmus ist der Wechsel zwischen Wachsein und Schlaf und damit zwischen Aktivität und Ruhe. Tagsüber sind wir körperlich und geistig leistungsbereit. Gesteuert wird das über Hormone und das vegetative Nervensystem. Nutzen Sie jede Möglichkeit, Ihren Körper in Bewegung zu bringen. Damit verbessern Sie den Stoffwechsel, fordern Muskeln und Knochen, stärken Herz und Kreislauf und sind abends rechtschaffen körperlich müde.

## Bewegung ist unsere Natur

Ob Laufen, Klettern, Rennen – alles Bewegungsabläufe, die über Jahrtausende das Leben prägten. 20 bis 30 Kilometer sind unsere Vorfahren täglich unterwegs gewesen, um Nahrung, Wasser oder Baumaterial heranzuschaffen. Muskelkraft und Gelenkigkeit waren dafür erforderlich. Und so ist das größte Organ des Menschen nicht umsonst die Muskulatur. Werden Muskeln nicht beansprucht, verkümmern sie. Genauso ergeht es den Gelenken. Sie werden nur durch Bewegung mit Nahrung versorgt, damit sie wie »geschmiert« laufen können.

Die nötige Kondition für einen bewegten Tag garantiert das Herz-Kreislauf-System. Wird es nicht regelmäßig in Schwung gebracht, kommen wir immer schneller aus der Puste. Auch Stresshormone werden nicht schnell genug abgebaut. Langfristig führt das zu einem Erschöpfungszustand mit Symptomen wie Konzentrationsschwierigkeiten, Schlafstörungen oder Verdauungsbeschwerden.

### Couchabend oder Spaziergang?

Jeder weiß, die Antwort lautet: Spaziergang. Aber warum eigentlich? Es ist doch angenehm, auf der Couch zu liegen und fernzusehen. Der Körper schaltet auch auf der Couch in den Feierabendmodus. Atmung, Blutdruck und Herzschlag sinken. Doch die Muskulatur steht noch unter Spannung, und die tagsüber ausgeschütteten Stresshormone, die auf der Achse Autositz – Bürostuhl – Couch nicht durch Bewegung runtergefahren wurden, zirkulieren weiterhin im Körper. Werden sie durch stressabbauende Hormone wie Serotonin oder Dopamin nicht neutralisiert, unterdrücken sie die Produktion der Hormone, die für das Wohlbefinden und den Schlaf wichtig sind.

## Sport sorgt für guten Schlaf

Regelmäßige körperliche Betätigung wie etwa Walking erhöht die Schlafqualität erheblich, das konnte eine amerikanische Studie belegen. Die Probanden trieben 150 Minuten in der Woche moderaten bis intensiven Sport. Bei allen erhöhte sich die Zahl der Leicht- und Tiefschlafphasen. Ein moderates Sportprogramm sollte deshalb auch Teil einer Therapie bei Schlafproblemen sein. Optimal sind Ausdauersportarten, die zu einer Erhöhung der Atem- und Herzfrequenz führen. Wichtig ist vor allem die Regelmäßigkeit.

Generell gilt: Je größer die Zeitspanne zwischen dem Training und dem Zubettgehen, desto größer der Nutzen für die Schlafqualität. Vielleicht können Sie morgens mit dem Fahrrad zur Arbeit fahren? Ansonsten eignet sich der späte Nachmittag bzw. frühe Abend für Berufstätige am besten, wenn sie intensiver trainieren wollen. Dann bleibt noch genug Zeit, um nach der körperlichen Anstrengung in den Ruhemodus zu kommen. Ein Abend- oder flotter Spaziergang am Tag ist in vielerlei Hinsicht eine gute Schlafvorbereitung. Man bewegt sich, die Verdauung wird unterstützt, die Lungen bekommen eine Extraportion Sauerstoff, und der Kopf wird frei. Das ergaben zahlreiche Studien. Spaziergänge wirken beruhigend und helfen so, Stress abzubauen. Wissenschaftler konnten zudem nachweisen, dass sie die Gedächtnisleistung verbessern.

## DIE HORMONE AUF TRAB BRINGEN

| Bewegung erhöht ... | Bewegung senkt ... |
|---|---|
| • **Serotonin,** das Glückshormon, aus dem bei Dunkelheit das Schlafhormon Melatonin gebildet wird. Man profitiert also gleich zweimal davon.<br>• **Dopamin,** ein Glückshormon, das im Gegensatz zu Serotonin eine längerfristige Motivationssteigerung und Antriebsförderung bewirkt.<br>• **Cortisol,** das Stoffwechselvorgänge aktiviert und für die Bereitstellung von Energie in Form von Glukose aus den Muskeln sorgt. Cortisol wirkt zudem entzündungshemmend. | • **Insulin,** den Melatoninunterdrücker. Von diesem Hormon wird weniger benötigt, da der Zucker aus dem Blut über Transporteiweiße direkt in die Muskelfasern wandert.<br>• **Ghrelin,** das Hormon für das Hungergefühl. Deshalb hat man nach sportlicher Betätigung lange keinen Hunger.<br>• **Adrenalin,** das Angsthormon. Das erklärt die blutdrucksenkende Wirkung von Sport.<br>• **Östrogen,** das weibliche Hormon, und so das Risiko für Brustkrebs. |

# Das richtige Maß für Bewegung

Sie müssen keinen Hochleistungssport treiben, um gut schlafen zu können. Es geht nicht um maximale Leistungen, sondern um optimale. Und zwar in Bezug zu Ihrer individuellen Leistungsfähigkeit, die mit einem Belastungs-EKG ermittelt werden kann. Wenn man von einem Maximum, also von 100 Prozent dieser jeweiligen Leistungsfähigkeit ausgeht, liegt das Optimum der Belastung für den Körper bei 50 bis 60 Prozent dieser Größe.

Man kann das Optimum mit einem Motor vergleichen: Weder übertouriges noch untertouriges Fahren bekommt ihm gut. Oder anders ausgedrückt, auch für die Bewegung gilt: Die Dosis macht das Gift. Zu viel ist genauso schädlich wie zu wenig. Das Optimum stellt die sogenannte Gesundheitszone dar, die für Rehabilitation, die Stabilisierung des Herz-Kreislauf-Systems und als Regenerationstraining geeignet ist. Wenn Sie sich mehr bewegen wollen und bisher gar nicht oder nur wenig sportlich aktiv waren, sollten Sie klein anfangen. Vielleicht halten Sie nur ein paar Minuten durch. Das macht nichts, denn Sie können sich nach und nach steigern. Beim Laufen gibt es eine klare Regel für Einsteiger: Sie sollten laufen, ohne zu schnaufen, also sich mühelos nebenher noch unterhalten können.

Doch nicht jeder findet Spaß am Joggen oder Walken. Auch das Alter, familiäre oder gesundheitliche Probleme schränken die Trainingsmöglichkeiten ein. Finden Sie heraus, was in Ihren Alltag und zu Ihrer Belastbarkeit passt. Schließen Sie sich einer Wandergruppe an, belegen Sie einen Tanzkurs oder probieren Sie es mit Yoga.

## BIORHYTHMUS UND LEISTUNGSFÄHIGKEIT

Im Tagesverlauf treten im menschlichen Organismus Leistungshöhen und Leistungstiefen auf, die die physische und psychische Leistungsfähigkeit beeinflussen. Die Leistungsbereitschaft eines Erwachsenen ist zwischen 7 und 13 Uhr sowie 16 und 21 Uhr am höchsten. Aber auch Jahresrhythmen sind von Bedeutung, unsere sportliche Leistungsfähigkeit ist im Herbst auf dem Höchst-, im Winter auf ihrem Tiefststand.

# Das Bewegungskonto füllen

Was viele nicht wissen: Bei zahlreichen Alltagstätigkeiten bewegen wir uns schon im Bereich der optimalen Leistungsfähigkeit (Gesundheitszone) und leicht darüber. Treppen steigen und Fahrrad fahren, Holz hacken oder Beete umgraben ist gleichzusetzen mit moderater sportlicher Betätigung. Zügiges Gehen, die natürlichste Form der Fortbewegung, liegt exakt im optimalen Leistungsfenster.

Auch wenige Schritte werden zu vielen. Laufen Sie beim Zähneputzen und Telefonieren herum. Nutzen Sie die Mittagspause für eine kleine Runde nach dem Essen. Parken Sie das Auto etwas entfernt von dem Zielort. Lassen Sie den Fahrstuhl links liegen und nehmen Sie die Treppe. Versuchen Sie, täglich 10 000 Schritte zu gehen. Legen Sie sich einen Schrittzähler oder/und ein Bewegungstagebuch zu. Das motiviert, und Sie haben Ihre Aktivitäten im Blick.

Wer es schafft, täglich 30 Minuten körperlich aktiv zu sein, ohne sich übermäßig zu verausgaben, investiert nicht nur in die Lebens- und Schlafqualität, sondern auch in die Zukunft. Bewegung gilt mittlerweile als Rezept für Gesundheit bis ins hohe Alter. Menschen, die sich viel bewegen, altern langsamer. Eine einzigartige Langzeitstudie, die Sportwissenschaftler des Karlsruher Instituts für Technologie erstellten, brachte es an den Tag: Sportlich Aktive sind motorisch gesehen im Schnitt zehn Jahre jünger als die, die ihren Alltag überwiegend sitzend verbringen. Zudem stellten die Forscher fest, dass das Risiko für Übergewicht, Bluthochdruck und erhöhte Blutfettwerte um das Fünffache sinkt, wenn man zwei Stunden pro Woche Sport treibt.

## Die Renaissance des Nickerchens

Schlafcafés, Nap-Bars oder Schlafstudios machen seit einigen Jahren mit dem Nickerchen ein Geschäft. Sie stellen einen ruhigen Ort für ein Mittagsschläfchen, neudeutsch: Power-Napping, zur Verfügung. Menschen, die diese Möglichkeit regelmäßig nutzen, schwören darauf.

In den südlichen Ländern sowie in asiatischen Kulturen gehört die Siesta zum Tagesrhythmus. In China hat der Mittagsschlaf – auf Chinesisch Xeu-Xi – sogar den Rang eines Grundrechts. Im 49. Artikel der Verfassung steht: »Wer arbeitet, hat ein Recht auf Xeu-Xi.« Die traditionelle chinesische Medizin empfiehlt ihn zur Gesunderhaltung vor allem für ältere Menschen. Und tatsächlich: Chinesische Wissenschaftler fanden heraus, dass von 1000 befragten Hundertjährigen in der Provinz Sichuan die meisten regelmäßig Mittagsschlaf halten.

# Das Mittagstief

Zwischen 13 und 14 Uhr ist der Mensch in einem physischen und psychischen Leistungstief. Was spricht dagegen, diesem Bedürfnis nachzugeben? In hiesigen Breiten die Arbeitskultur. Die Mittagspause reicht gerade mal für den Weg zur Kantine und zurück an den Arbeitsplatz. Doch international tut sich etwas. Vorreiter sind die Japaner. Etliche Firmen stellen ihren Mitarbeitern abgedunkelte Relax-Center oder Nap-Shops zur Verfügung. Große Unternehmen wie Apple oder IBM richteten Ruheräume ein. Auch in Deutschland gibt es Vorreiter, etwa den Füllfederhersteller Montblanc. Der heimliche Büroschlaf hätte bei dieser Entwicklung vielleicht eine Chance, rehabilitiert zu werden.

# Abschalten und runterfahren

Nach dem Nickerchen kann man wieder richtig hochfahren – um bis zu 35 Prozent soll die Leistungsfähigkeit danach steigen. Es darf allerdings nicht zu lange dauern, denn sonst droht die Gefahr, in den Tiefschlaf zu fallen, aus dem man eher zerschlagen und schlaftrunken aufwacht. Zehn bis maximal 30 Minuten sind das richtige Maß. Der Erholungswert kommt dabei weniger durch den leichten Schlaf oder das Dösen, sondern durch Abschalten und Entspannen. Langfristig profitiert auch das Herz-Kreislauf-System davon.

# Einfach wieder gut schlafen

Das wünschen sich viele. Doch zum Glück ist dies mit einfachen Tricks gar nicht so schwer. Schon ein bestimmter Duft kann beruhigen und für besseres Einschlafen sorgen. Oder wie wär's mit kalten Socken, warmen Bädern und der heißen Sieben? Noch nie gehört? Dann wird es Zeit. Hereinspaziert in ein Schlafzimmer voller natürlicher Schlafmittel. Einfach und wirksam. Und garantiert nebenwirkungsfrei!

## Einschlaf- und Durchschlafstörungen

Von allen Schlafstörungen gehören Ein- und Durchschlafstörungen zu den häufigsten. Allein zwischen 2009 und 2016 nahm die Zahl der Erwerbstätigen mit Ein- und Durchschlafproblemen um 66 Prozent zu, wie eine aktuelle Studie belegt. Es sind also immer mehr Menschen in Deutschland davon betroffen, auch viele Jüngere. Unbehandelt können Schlafstörungen chronisch und damit krankhaft werden.

### Ursachen

Viele Faktoren können das Ein- und Durchschlafen ungünstig beeinflussen. Häufig sind es alltägliche Probleme, die man im Kopf wälzt. Das Gedankenkarussell kommt nicht zur Ruhe. Starke emotionale Belastungen wie Trauer, Trennung und sogar positive Gefühle wie Vorfreude können den Schlaf ebenfalls empfindlich stören. Doch auch Krankheiten mischen sich in das Schlafgeschehen ein. So können psychische Erkrankungen wie Depression oder Burn-out den Schlaf ebenso torpedieren wie Schmerzen, Entzündungen, Herz-Kreislauf-Erkrankungen oder hormonelle Störungen. Selbst eine banale Erkältung beeinträchtigt den Schlaf.

Einige Medikamente und Drogen gehören ebenso zu den Schlafräubern wie Alkohol oder Kaffee. So können sich blutdrucksenkende Mittel negativ auf das Ein- und Durchschlafen auswirken. Bei manchen Menschen rufen sie vermehrt Albträume hervor. Diuretika, die oft in Kombination mit Blutdruckmitteln verordnet werden, erschweren wegen ihrer entwässernden Wirkung das Durchschlafen. Auch Arzneien gegen eine überaktive Blase und Harninkontinenz gehören zu den möglichen Schlafstörern. Ebenso einige Medikamente gegen Depressionen, Parkinson und Asthma.

Die Gene können bei Insomnien (Schlafstörungen oder Schlaflosigkeit) ebenfalls eine Rolle spielen, wie in einer großen internationalen Studie nachgewiesen wurde. Bei Frauen ist Schlaflosigkeit in rund 60 Prozent der Fälle vererbbar, bei Männern in rund 40 Prozent.

Dass Umweltreize wie Licht, Lärm und Hitze den Schlaf beeinflussen, hat jeder schon erfahren. Ob und wie Elektrosmog sich auswirkt, wird kontrovers diskutiert.

### NÄCHTLICHES AUFWACHEN IST NORMAL

Jeder wacht nachts auf, und zwar bis zu 28-mal – ein natürlicher Schutzmechanismus, der in der Entwicklung der Menschheit überlebenswichtig war. Denn das Leben in der Wildnis ist nicht nur tagsüber, sondern vor allem nachts gefährlich. In unseren heutigen sicheren Schlafzimmern funktioniert das evolutionäre Erbe unverändert. Das ist nicht schlimm, in der Regel erinnern wir uns an diese Aufwachaugenblicke nicht – es sei denn, wir schaffen es nicht, innerhalb von drei Minuten wieder einzuschlafen.

## Symptome

Sie haben Ringe unter den Augen, sind tagsüber müde, und die Leistungsfähigkeit lässt zu wünschen übrig? Länger anhaltende Schlafstörungen machen reizbar und missmutig und im schlimmsten Fall krank. Sie können auch Krankheiten wie Diabetes oder Bluthochdruck verstärken. Ist Ihr Schlaf an drei und mehr Nächten pro Woche gestört, spricht man von klinisch bedeutsamen Störungen. Konkret bedeutet das, die Einschlafphase dauert länger als eine halbe Stunde, oder Sie können nicht wieder einschlafen, wenn Sie nachts wach werden. Dauern diese Probleme länger als einen Monat an, kann sich ein Teufelskreis entwickeln. Sie haben Angst, schon wieder nicht ein- oder durchzuschlafen. So kommt zusätzlicher Stress ins Spiel, der das Einschlafen noch schwieriger macht.

## Diagnose

Schlafstörungen, die länger als einen Monat andauern, sollten Sie mit Ihrem Hausarzt besprechen. Er kann durch verschiedene Untersuchungen abklären, ob körperliche oder psychische Erkrankungen die Ursache sind. Im Gespräch mit dem Arzt ist es wichtig, ihn über persönliche Probleme oder außergewöhnliche Belastungen zu informieren. Sie können ein wichtiger Hinweis sein. Gegebenenfalls wird er Sie zu Fachkollegen (Neurologe, Hals-Nasen-Ohren-Arzt, Endokrinologe) überweisen. Kommt der Hausarzt zu keiner Diagnose oder besteht die Schlafstörung trotz Behandlung weiter, wird er den Patienten an eine Schlafambulanz überweisen. Dort vermitteln den Schlafmedizinern verschiedene Tests und Fragebogen zusätzlich zu den bereits vorgenommenen Untersuchungen ein detailliertes Bild. Mitunter ist eine weitere Untersuchung in einem Schlaflabor erforderlich. 312 Schlaflabore sind bei der Deutschen Gesellschaft für Schlafforschung und Schlafmedizin akkreditiert.

## Standardtherapie

Sind körperliche oder psychische Krankheiten primär für die Ein- und Durchschlafstörung verantwortlich, müssen diese behandelt werden. In der Regel steht einem gesunden Schlaf dann nichts mehr im Weg. Wurde keine konkrete Ursache gefunden, spricht man von einer funktionellen Störung. Dann gilt es, die weiteren Auslöser für die Schlafprobleme herauszufinden und den Alltag schlaffreundlicher zu gestalten. Das reicht von einem geordneten Tagesablauf bis zur Gestaltung des Schlafzimmers. Milde pflanzliche Arzneien als Tee, Bad oder Wickel unterstützen die Behandlung und können helfen, wieder in einen normalen Schlaf-wach-Rhythmus zu kommen. Die Einnahme von verschreibungspflichtigen Schlafmitteln sollte wegen der schweren Nebenwirkungen nur die allerletzte Möglichkeit und zeitlich eng begrenzt sein.

### Albträume

*Wer ständig von schwer zu ertragenden Träumen heimgesucht wird, sollte seinen Vitamin-$B_6$-Status überprüfen lassen. Dieses Vitamin beeinflusst unser Nervensystem und damit auch unseren Schlaf. In der Regel nehmen wir über die Nahrung genügend Vitamin $B_6$ auf. Schwangere, ältere Menschen, Genesende und Frauen, die die Antibabypille einnehmen, brauchen jedoch mehr davon. Einseitige Diäten, chronisch-entzündliche Darmerkrankungen, hoher Alkoholkonsum und Rauchen können ebenfalls zu einem Mangel führen. In Absprache mit dem Hausarzt kann es sinnvoll sein, einige Wochen lang täglich 50 bis 100 Milligramm $B_6$ zuzuführen.*

# Naturheilkunde

Schlaf sollte nicht erzwungen werden. Er will und sollte einfach über uns kommen. Dabei helfen viele naturheilkundliche Anwendungen.

## Wasseranwendungen

Das Kneipp-Repertoire an Einschlafhilfen ist umfangreich. Sie sind einfach in der Anwendung und sehr wirksam. Wechseln Sie zwischen den einzelnen Anwendungen – mal ein warmes Fußbad, mal ein kalter Knieguss, an einem anderen Abend eine Bauchwaschung. In Kapitel 5 werden die besten Wasseranwendungen für eine gute Nacht vorgestellt.

## Pflanzliche Mittel

Die wichtigsten pflanzlichen Arzneien bei Schlafstörungen sind Baldrian, Hopfen, Lavendel, Melisse und Passionsblume. Ihre volle Wirksamkeit tritt nach etwa zwei Wochen regelmäßiger Anwendung ein.

- **Baldriantee** ist das bekannteste Mittel bei Schlafstörungen. Übergießen Sie 2–3 Gramm getrocknete Baldrianwurzel (Apotheke) mit 250 Milliliter kochendem Wasser, 10 Minuten ziehen lassen, abseihen. Als Einschlafhilfe etwa 30 Minuten vor dem Schlafengehen 1 Tasse trinken, maximal 3 Tassen täglich.
- Eine **Teemischung aus Baldrian, Hafer und Co.** schmeckt angenehm und vereint die Heilpflanzen, die bei Schlafstörungen besonders wirksam sind. Vermutlich wirkt das im Haferkraut enthaltene Gramin beruhigend. Lassen Sie sich in der Apotheke folgende Mischung zusammenstellen: 90 Gramm Baldrianwurzel, 20 Gramm grüner Hafer, 20 Gramm Hopfenzapfen, 15 Gramm Melisse und 12 Gramm Passionsblumenkraut. Übergießen Sie 2 Teelöffel der Mischung mit 1 Tasse kochendem Wasser, 10 Minuten ziehen las-

sen, abseihen. Etwa 30 Minuten vor dem Schlafengehen 1 Tasse trinken.

• **Fertigarzneien** aus der Apotheke können Sie zusätzlich zu Schlaftees einnehmen. Es gibt eine große Auswahl an Kombinationspräparaten, die meist Baldrianextrakt plus Hopfen und/oder Melissenblätter und Passionsblume enthalten. Auch bei den Monopräparaten ist die Auswahl groß. Besprechen Sie die Einnahme und Dosierung mit Ihrem Arzt oder Apotheker.

• Leiden Sie zusätzlich unter einer depressiven Störung, können Sie **Johanniskraut** mit Schlaftees und Fertigarzneien kombinieren. Für einen Tee überbrüht man 1 bis 2 Teelöffel Johanniskraut mit 1 Tasse kochendem Wasser, 10 Minuten ziehen lassen, abseihen. Täglich 2 bis 3 Tassen trinken. Es gibt auch Fertigpräparate mit Johanniskraut in der Apotheke. Ob Tee oder Fertigpräparat, halten Sie bei der Einnahme von Johanniskraut Rücksprache mit Ihrem Arzt.

• **Gemmotherapie mit Silberlinde** (Tilia tomentosa) empfiehlt sich bei Ein- und Durchschlafstörungen, unruhigem Schlaf oder häufigem Erwachen (siehe Infokasten). Nehmen Sie am frühen Abend und vor dem Schlafengehen je 2 Milliliter des Extrakts pur oder in Wasser ein. Manche Gemmoextrakte werden auch als Sprühstoß in den Mund angewendet (siehe Packungsbeilage). Dauer: in der Regel 8 bis 12 Wochen, eine längere Einnahme ist möglich.

• Wird die Schlaflosigkeit durch Erschöpfung, Überforderung oder depressive Verstimmungen befördert, kann eine Kombination der Gemmotherapiemittel **Mammutbaum** (Sequoia gigantea) und/oder **Feige** (Ficus carica) helfen, nervöse Spannungen abzubauen. Bei Kombination mehrerer Mittel mischen Sie jeweils 2 Milliliter der Präparate in 1 Glas warmes Wasser. Trinken Sie die Mischung am frühen Abend sowie vor dem Schlafengehen.

## GEMMOTHERAPIE

Bestandteile der Gemmotherapie sind Knospen, Triebspitzen und Wurzeltriebe einer Pflanze, also die jüngsten und kräftigsten Teile. Durch die Extraktion mit einer Glycerin-Alkohol-Lösung werden die Wachstumskräfte der Pflanze als Heil- und Regenerationskraft für den Menschen verfügbar. Der Name dieser Pflanzentherapie leitet sich aus dem Lateinischen ab (lat. gemma: Knospe). Die Idee entwickelte der belgische Arzt Pol Henry (1918–1988) in den 1950er-Jahren. Er untersuchte die Vitalstoffe in den jungen Pflanzenteilen und fand dabei Proteine, Polyphenole, Enzyme, Vitamine und vieles mehr in hohen Konzentrationen.

## Bachblüten

Liegt Ihren Schlafstörungen eine seelische Belastung zugrunde, können Bachblüten helfen, das innere Gleichgewicht zu justieren (siehe Übersicht weiter unten).

• **Rescue-Tropfen:** Geben Sie bei besonders schlafstörenden Vorfällen 4 Notfalltropfen auf die Zunge oder in etwas stilles Wasser und trinken Sie die Mischung nach und nach in kleinen Schlucken. Einnahmedauer: 1 bis 4 Tage.

• **Blütenessenzen:** Bei länger anhaltenden Störungen wählen Sie die zu Ihren Beschwerden passenden Blütenessenzen. Geben Sie 2 Tropfen Blütenessenz in ein dunkles 30-Milliliter-Fläschchen (Apotheke) mit stillem Wasser. Tropfen Sie 4-mal täglich 4 Tropfen von der Mischung auf die Zunge. Sie können auch mehrere Essenzen kombinieren. Dafür geben Sie jeweils 3 Tropfen der ausgewählten Essenzen in das Fläschchen mit Wasser und nehmen ebenfalls 4-mal täglich 4 Tropfen ein. Einnahmedauer: 3 Wochen.

## UNTERSTÜTZUNG MIT BACHBLÜTEN

| Symptome | Bachblüte |
|---|---|
| Unruhe, Ungeduld | Impatiens |
| konkrete Ängste | Mimulus |
| Spannungszustände | Vervain |
| Gedankenkarussell | Chestnut |
| Angst, Panik, Notfall | Rescue |

### Schüßlersalze

Bei Schlafstörungen kann es sinnvoll sein, das Schüßlersalz Nr. 7, Magnesium phosphoricum, auszuprobieren (siehe Tipp). Dieses Salz wirkt vor allem bei Stress und Krämpfen oder Koliken, die von den Nerven ausgehen.

#### Heiße Sieben

*Das Schüßlersalz Nr. 7 kann bei Einschlafstörungen und Nervosität hilfreich sein. Die Wirkung wird erhöht, wenn Sie das Salz als »heiße Sieben« einnehmen. Lösen Sie 10 Tabletten des Schüßlersalzes Magnesium phosphoricum D6 in einer halben Tasse heißem, abgekochtem Wasser auf. Zum Umrühren einen Kunststofflöffel oder ein Holzstäbchen nehmen. Die Mischung in kleinen Schlucken trinken, dabei jeden Schluck eine Weile im Mund behalten. So können die Moleküle des Salzes durch die Mundschleimhaut aufgenommen werden.*

### Ausleitende Verfahren

Menschen mit Bluthochdruck befinden sich in einem »Füllezustand«, der sich ungünstig auf den Schlaf auswirkt. Ausleitende Verfahren wie Fasten, Aderlass oder blutiges Schröpfen können

Erleichterung bringen. Studien sehen ihre Wirkung vor allem in der Senkung des Hämatokrits, also des Anteils der Blutzellen. Der Hämatokritwert sagt etwas über die Fließeigenschaften des Bluts aus. Da dickes Blut schlechter fließt, muss das Herz mehr arbeiten. Nimmt man Blut ab, ersetzt der Körper die fehlende Flüssigkeit durch Gewebswasser – das Blut wird verdünnt, der Blutdruck sinkt. Ausleitungen nehmen Ärzte für Naturheilverfahren und Heilpraktiker vor.

- **Therapeutischer Aderlass:** Aus der Vene werden 100 bis 200 Milliliter Blut entnommen.
- Das **blutige Schröpfen** mittels Saugglocken am Rücken ist eine Art kleiner Aderlass.
- Die Wirksamkeit von **Heilfasten** wurde bei Bluthochdruck und beginnendem Diabetes in vielen Studien belegt.

## Neuraltherapie

Der Neuraltherapeut sucht nach Störfeldern im Körper, die möglicherweise den Schlaf beeinflussen. Das können eine Nasennebenhöhlenentzündung, ein Abszess, eine Entzündung im Zahnbereich, chronische Anginen oder Narben nach einer Mandelentfernung sein. Injektionen mit einem lokalen Betäubungsmittel können in vielen Fällen helfen, diese Störfelder zu beseitigen. Ein Behandlungszyklus umfasst 6 bis 10 Injektionen mit dem Lokalanästhetikum Procain (1%ige Lösung), einem Mittel zur örtlichen Betäubung. Dadurch kommt es zu einer besseren Durchblutung mit Schmerzausschaltung und zur Störfeldbeseitigung. So kann die Übertragungskette – entweder auf dem Nervenweg oder über die Funktionskette der Wirbelsäule – auf entfernte Organe oder Körpersysteme ausgeschaltet werden.

# Anthroposophie

Anthroposophische Mittel können helfen, gestörte Rhythmen wieder zu synchronisieren.

- **Cardiodoron mite** (Weleda): Die Tropfen enthalten Eselsdistelblüten, Schlüsselblumen- und Bilsenkrautblätter. Nehmen Sie 3- bis 4-mal täglich 15 bis 20 Tropfen.
- **Bryophyllum** (Keimzumpe) wird auch als »pflanzliches Valium« bezeichnet. Es soll einen Neurotransmitter im Gehirn aktivieren, der angstlösend, beruhigend und stressauflösend wirkt. Bryophyllum liegt unter anderem als Urtinktur und als Pulver (Weleda/Wala) vor. Einnahme nach Packungsbeilage.
- **Calmedoron** ist ein Komplexmittel. Die Kombination mehrerer pflanzlicher Mittel fördert das Einschlafen und die Schlafqualität. Vor dem Schlafengehen 15 Globuli einnehmen.
- **Avena sativa comp.**: von dem Komplexmittel abends 15 Globuli einnehmen.
- **Zincum valerianicum comp.** (Hevert): von dem Komplexmittel 3-mal täglich 25 bis 40 Tropfen einnehmen.
- **Calmvalera** (Hevert): von dem Komplexmittel 3-mal täglich 25 bis 40 Tropfen einnehmen.

# Homöopathie

Mit homöopathischen Mitteln sind bei richtiger Wahl – wenn das Mittel zur individuellen Symptomatik passt – gute Erfolge zu erzielen. In dem Kasten oben finden Sie weitere homöopathische Mittel zur symptomgenauen Behandlung von Schlafstörungen.

- Eines der wichtigsten homöopathischen Mittel zur Behandlung von Schlafstörungen ist **Avena sativa,** der Hafer. Zur Herstellung

## HOMÖOPATHISCHE MITTEL ZUR BEHANDLUNG VON SCHLAFSTÖRUNGEN

| Symptome | Mittel, Potenz, Dosierung |
|---|---|
| Grübeln, Zukunftsangst, Prüfungsangst | Argentum nitricum D12, abends 5 Globuli* |
| zu viele Grübeleien, Gereiztheit | Coffea arabica D6, abends 5 Globuli* |
| gestresster Mensch, Genuss-gifte, viele Medikamente | Nux vomica D6, 3-mal täglich 5 Globuli* |
| Unruhe, seelische Belastung, Erschöpfung | Passiflora incarnata D3, abends 5 Globuli* |

*detaillierte Hinweise zur Einnahme siehe im Folgenden.

des Mittels werden die frischen, blühenden Pflanzen genutzt. Avena sativa wirkt auf das zentrale Nervensystem und wird neben Schlaflosigkeit auch bei Erschöpfung, zur Stärkung nach Krankheiten und bei depressiven Zuständen empfohlen. 20 Tropfen Avena-sativa-Urtinktur in etwas Wasser geben und in kleinen Schlucken vor dem Schlafengehen trinken.

• **Passiflora-incarnata-Urtinktur** unterstützt auch das Absetzen von synthetischen Schlafmitteln, um zum Beispiel von Benzodiazepinen wegzukommen. Geben Sie 5 bis 10 Tropfen Urtinktur in etwas warmes Wasser und trinken Sie es in kleinen Schlucken vor dem Schlafengehen.

• **Neurexan** (Heel) ist ein homöopathisches Komplexmittel, das bei stressbedingten Schlafstörungen hilfreich sein kann. Nehmen Sie es nach Packungsbeilage ein.

## EINNAHME HOMÖOPATHISCHER MITTEL

Für die Einnahme homöopathischer Mittel empfiehlt sich folgender Ablauf:

### Tiefe Potenzen D3 bis D6

bei akuten Beschwerden: 1 Gabe* stündlich, bis erste Besserung eintritt, dann alle 2 Stunden

bei chronischen Beschwerden: 1 Gabe* 3-mal täglich, maximal 3 Wochen, dann 1 Woche Pause

### Mittlere Potenzen D12 oder C12

bei akuten Beschwerden: 1 Gabe* stündlich, bis erste Besserung eintritt, dann alle 2 Stunden

bei chronischen Beschwerden: 1 Gabe* 2-mal täglich, maximal 3 Wochen, dann 1 Woche Pause

**Hochpotenzen ab D30/C30** sind nicht für die Selbstbehandlung geeignet. Sie sollten nur von erfahrenen Therapeuten ausgewählt werden.

* 1 Gabe entspricht 5 Globuli, 1 Tablette oder 5 Tropfen

# Ernährung

- Eine **wichtige Regel** ist: Essen Sie abends spätestens zwischen 18 und 19 Uhr, damit der Körper genügend Zeit hat, die Nahrung aufzuspalten. Je später und schwerer das Essen, desto länger liegt es im Magen. Der Magen hat seine beste Verwertungszeit morgens und vor allem am Mittag, abends dauert die Zersetzung des Essens bedeutend länger.

- Die **traditionelle chinesische Medizin** (TCM) und der **Ayurveda** empfehlen abends leichte und warme Mahlzeiten, um den Energieaufwand des Körpers gering zu halten. Kalte Speisen müssen von Magen und Darm erst auf Körpertemperatur erwärmt werden, bevor sie verdaut werden können. Auf den Stoffwechsel kann sich zu viel Kaltes ebenfalls ungünstig auswirken. Gedünstetes Gemüse oder leichte Gemüsesuppen sind deshalb ideal, auch eine Haferflockensuppe oder leichte Reisgerichte. Ihrer Fantasie sind keine Grenzen gesetzt. Holen Sie sich Anregungen aus vegetarischen Kochbüchern.

## Heilmittel aus aller Welt

- Im Ayurveda gibt es diverse pflanzliche Mittel zur Förderung der Schlafqualität. Dazu gehören Ashwagandha (Withania somnifera), die Schlafbeere, sowie Brahmi (Bacopa monnieri), das Nabelkraut. **Ashwagandha** unterstützt die Balance im Nervensystem und sorgt für Ruhe und Entspannung im Geist. **Brahmi** wirkt besänftigend, beruhigend und verbessert das Gedächtnis sowie die Konzentration. Nehmen Sie die Mittel nach Packungsbeilage ein oder fragen Sie Ihren Arzt, Apotheker oder Heilpraktiker.
- **Ayurvedische Gewürzmilch** (Rezept siehe Kasten »Ayurvedische Gewürzmilch«): Sie wirkt dank der Inhaltsstoffe der Gewürze nervenberuhigend und ist deshalb eine gute Vorbereitung für eine entspannte Nacht. Der beruhigende Effekt der Gewürze ist eine Seite dieses Schlummertrunks. Die andere ist, dass das Tryptophan in der Milch die Melatoninproduktion unterstützt. Wenn Sie keine Milch vertragen oder sie nicht mögen, können Sie sie durch Mandelmilch ersetzen (Rezept siehe Kasten »Mandelmilch selbst herstellen« in Kapitel »Schlaf im Alter«). Damit erhöhen Sie den Tryptophangehalt noch um ein Vielfaches.

- **Akupressur**: Der Punkt Gb 20 (Gallenblasenmeridian) ist neben He 7 (Herzmeridian) der wirksamste Akupressurpunkt bei Schlafstörungen. Er liegt im Nacken (siehe Abbildung). Drücken Sie diesen Punkt vor dem Zubettgehen fest mit beiden Daumen 1 bis 2 Minuten. Das klärt den Kopf, verjagt unangenehme Gedanken, entspannt den Nacken und wirkt beruhigend auf das Nervensystem.

He 7 ist ein Punkt auf dem Herzmeridian (siehe Abbildung). Seine Stimulation wirkt herzberuhigend und schlaffördernd. Drücken Sie diesen Punkt 1 bis 2 Minuten vor dem Schlafengehen, Sie können dabei auch leicht kreisen.

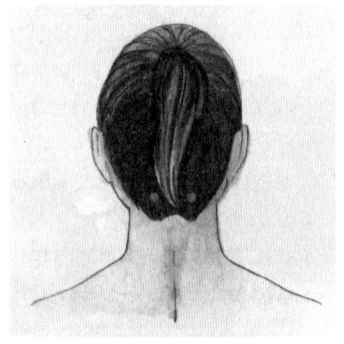

Akupressurpunkt Gb 20: Streicht man von der Mitte des Nackens am Haaransatz nach vorn Richtung Ohr, liegt der Punkt Gb 20 in der Vertiefung zweier Muskelansätze, dem Trapezmuskel und dem großen Kopfwendemuskel.

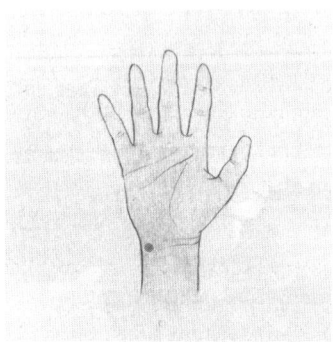

Akupressurpunkt He 7: Am inneren Ende der Handgelenksfalte kann eine Sehne (Musculus flexor carpi ulnaris) deutlich getastet werden. Unter ihr ist das Erbsenbein (Os pisiforme) zu fühlen. He 7 liegt vor dem Erbsenbein, auf der Daumenseite der Sehne.

- **Bauchmassage:** Sie kann starke Anspannungen lösen, die durch hohe Arbeitsbelastung, Sorgen oder Ängste entstanden sind. Nicht umsonst sprechen wir vom Bauchgefühl. Die Region um den Nabel ist nach der TCM zudem ein energetisches Zentrum. Am besten nehmen Sie die Bauchmassage im Bett vor. Reiben Sie die Handflächen aneinander, damit Ihre Hände warm werden. Massieren Sie dann den Bauch mit der einen Hand 20-mal gegen den Uhrzeigersinn, danach mit der anderen im Uhrzeigersinn ebenfalls 20-mal.

## AYURVEDISCHE GEWÜRZMILCH

Muskat, Zimt und Kardamom gehören in diese schlaffördernde Milch. Muskat und Zimt sind nervenberuhigend, Muskat ist zudem verdauungsfördernd. Kardamom wirkt krampflösend und unterstützt ebenfalls die Verdauung, sodass der Magen-Darm-Trakt nachts keine Schwerarbeit leisten muss.

Zubereitung: Kochen Sie frische Milch (keine H-Milch) mit 1 Msp. frisch geriebener Muskatnuss, 1 bis 2 geöffneten Kardamomkapseln und 1 Prise Zimtpulver auf. Geben Sie nach Belieben etwas Vollrohrzucker oder Honig dazu. Lassen Sie die Milch kurz abkühlen und trinken Sie sie vor dem Schlafengehen.

## Osteopathie

Blockierte Wirbelgelenke, Entzündungen der Schulter oder angespannte Muskeln in Rücken, Nacken oder Kiefer können nicht nur Schmerzen verursachen, sondern auch dazu führen, dass man nicht mehr in seiner Lieblingsposition einschlafen kann. Der erhöhte Druck in der verhärteten Muskulatur führt außerdem zu einer Dauerstimulation des Sympathikus. Dann sind zu viele Stresshormone im Blut, um gut zu schlafen. Ein Osteopath kann diese Störungen manuell auflösen, indem er Gewebe mobilisiert und Blockaden beseitigt. Seit 2012 übernehmen einige gesetzliche Krankenkassen die Kosten vollständig oder teilweise. Voraussetzung ist, dass eine ärztliche Bescheinigung oder Überweisung vorliegt und der Osteopath über eine anerkannte berufliche Qualifikation verfügt.

## Bewegung

Der Internist, Kardiologe und Sportmediziner Wildor Hollmann meinte schon vor 20 Jahren, man müsse Bewegung per Rezept verschreiben. Dabei ging es ihm um Bewegung ganz allgemein, abhängig von der individuellen Leistungsfähigkeit. Optimal sei, so seine Empfehlung, wöchentlich rund 1500 zusätzliche Kilokalorien durch körperliche Aktivität zu verbrauchen, also etwa 250 Kilokalorien täglich.

Eine besonders geeignete Bewegungsart ist das Walken. Dieser schonende Ganzkörpersport ist für die Therapie von Schlafstörungen empfehlenswert. Mittelgroße zügige Schritte belasten die Gelenke weniger als weit ausholende langsame Schritte. Die Belastung und die Steigerung der Kondition hängen nicht nur von der Strecke, sondern vor allem von der Schrittfrequenz ab.

## Entspannung

Schlaf sollte nicht erzwungen werden. Man kann aber die Bedingungen dafür optimieren, entspannende Abendrituale entwickeln (siehe Kapitel 2) und versuchen, den Alltagsstress so gut wie möglich in den Griff zu bekommen.

- Unterziehen Sie Ihr **Schlafzimmer** einem kritischen Blick (siehe Kapitel 2). Ist es so gestaltet, dass Sie darin zur Ruhe kommen können? Verbannen Sie Arbeitsunterlagen und elektronische Geräte aus dem Raum.
- Ein **Duftsäckchen** mit Lavendel oder Rose wirkt beruhigend, harmonisierend und schlaffördernd. Sie können es selbst herstellen, indem Sie ein dünnes Stoff- oder Gazesäckchen (etwa 10 × 20 cm) gut zur Hälfte mit getrockneten Rosenblättern oder Lavendelblüten füllen und zunähen. Schütteln Sie es zwischendurch auf, und schon entfaltet sich der Duft wieder. Legen Sie das Duftsäckchen auf oder neben Ihr Kopfkissen.
- Bei einem **Rosenölbad** entspannen Geist, Seele und Muskeln. Rosenduft und die Wärme des Wassers wirken herzberuhigend. Verrühren Sie 4 Esslöffel Sahne mit 3 bis 5 Tropfen ätherischem Rosenöl und geben Sie die Mischung in das Wasser. Die Sahne dient als Emulgator, sodass sich das Öl gut im Wasser verteilt. Rosenöl veranlasst den Körper zur Ausschüttung von Opiaten, den Enzephalinen – eine wohlige Entspannung setzt ein. Es wirkt depressiven Verstimmungen entgegen, ist herzberuhigend und harmonisierend.
- Verströmen Sie abends **beruhigende Düfte.** Geben Sie dafür 1 bis 2 Tropfen ätherisches Rosen- oder Lavendelöl mit 20 Milliliter Wasser in eine Aromalampe. Oder Sie legen sich einen Zerstäuber (Streamer) zu. Weitere ätherische Öle, die den Schlaf fördern, sind Bergamotte, Benzoe, Eukalyptus, Jasmin, Kamille, Lavendel, Majoran, Narzisse, Neroli, Palmarosa, Sandelholz, Ylang Ylang und Zirbe. Suchen Sie sich Ihre persönliche Duftnote aus oder kombinieren Sie mehrere Düfte miteinander, etwa Lavendel mit Rose und Neroli.
- Ein **Lavendelölwickel** auf der Brust (siehe Kapitel 5) sorgt mit seinen ätherischen Ölen für Entspannung und erholsamen Schlaf.

- Begegnen Sie Stress mit regelmäßigen **Atemübungen**. Die 3-4-6-Atemübung können Sie ohne Aufwand mehrmals am Tag durchführen: Atmen Sie 3 Sekunden lang ein, halten Sie 4 Sekunden lang die Luft an und atmen Sie 6 Sekunden lang aus. Wiederholen Sie die Übung ein paarmal. Schon fühlen Sie sich ruhiger.

# Einschlafhilfen aus der grünen Apotheke

Bei Einschlafstörungen können pflanzliche Mittel, Phytosedativa genannt, Erstaunliches bewirken. Als Sedativa (lat. sedare: beruhigen) bezeichnet man Mittel, die dämpfend auf das zentrale Nervensystem wirken. Der Vorteil pflanzlicher Arzneien liegt auf der Hand: Sie machen in der Regel nicht abhängig im Gegensatz zu fast allen chemischen Schlafmitteln. Dosieren Sie die Mittel aus der grünen Apotheke nach Packungsbeilage.

## Baldrian (Valeriana officinalis)

Er ist der Klassiker unter den pflanzlichen Einschlafhilfen. Medizinisch verwendet wird die Wurzel. Die Wirksamkeit von Baldrian wurde in zahlreichen Studien belegt, obwohl einzelne Wirkmechanismen noch immer ungeklärt sind. Offensichtlich sind viele der rund 150 Einzelstoffe im Baldrian dafür verantwortlich, also ein ganzes Stoffgemisch.

**Wirkung:** Baldrian beseitigt Unruhezustände, hilft bei nervös bedingten Einschlafstörungen, verlängert die Tiefschlafphase und wirkt muskelentspannend.

**Tipp:** Nehmen Sie Baldrian langfristig ein, denn die volle Wirkung tritt erst nach einigen Tagen bis zwei Wochen ein.

# Hopfen (Humulus lupulus)

Verwendet werden die getrockneten oder frischen weiblichen Fruchtstände (Zapfen). Getrocknete Hopfenzapfen kann man geschnitten oder als Pulver zur Teezubereitung in der Apotheke kaufen.

**Wirkung:** Hopfen aktiviert die Bildung des Schlafhormons Melatonin, wirkt schlaffördernd und nervenberuhigend.

**Tipp:** Als Fertigpräparat in Kombination mit Baldrian wird die Wirksamkeit erhöht.

# Silberlinde (Tilia tomentosa)

Die Gemmotherapie (siehe »Pflanzliche Mittel« in Kapitel »Einschlaf- und Durchschlafstörungen«) empfiehlt einen Kaltwasserauszug aus den Knospen (Apotheke) der Silberlinde. Sie wirkt auf das zentrale Nervensystem und die psychische Verfassung, somit empfiehlt sie sich bei allen Formen von Schlaflosigkeit.

**Wirkung:** Silberlinde entspannt, beruhigt, wirkt angstlösend und nervenstärkend.

**Tipp:** Wer neben Schlafstörungen unter leichten depressiven Verstimmungen leidet, kann Silberlinde mit Feige kombinieren.

# Melisse (Melissa officinalis)

Der wichtigste Inhaltsstoff von Melisse ist ätherisches Öl, das auch den charakteristischen Geruch prägt. Für Tees werden frische oder getrocknete Blätter verwendet, alternativ gibt es in der Apotheke Fertigextrakte.

**Wirkung:** Melisse beruhigt und wirkt krampflösend. Sie wird bei nervös bedingten Einschlafstörungen eingesetzt.

**Tipp:** Melisse eignet sich sehr gut für eine schlaffördernde Teemischung gemeinsam mit Hopfen und Passionsblumenkraut.

## Lavendel (Lavandula angustifolia)

Er enthält ätherisches Öl, dessen Hauptbestandteile Linalool, Linalylacetat und Kampfer sind. Linalylacetat ist mitverantwortlich für den besonderen Lavendelduft. Er allein wirkt schon beruhigend und entspannend. Lavendel kann innerlich und äußerlich angewendet werden und seine Wirkung in Form von Salben, Badezusätzen oder Duftölen entfalten.

**Wirkung:** Lavendel ist beruhigend, angstlösend und somit gut gegen Einschlaf- und Durchschlafstörungen.

**Tipp:** Pflanzen Sie Lavendel im Garten oder stellen Sie einen Kräutertopf aufs Fensterbrett. So haben Sie den besonderen Duft stets in der Nase.

## Passionsblume (Passiflora incarnata)

Die uralte Heilpflanze war schon den Azteken bekannt. Seit Anfang des 20. Jahrhunderts wird sie in Europa bei nervösen Unruhezuständen und Einschlafstörungen empfohlen. Zum Einsatz kommt das getrocknete Kraut von blütentragenden Trieben.

**Wirkung:** Passionsblume beruhigt, wirkt angstlösend und blutdrucksenkend.

**Tipp:** Die Passionsblume enthält Phytohormone, die Wechseljahresbeschwerden lindern. Diese gehen oft mit Schlafstörungen und Unruhe einher.

# Restless-Legs-Syndrom (RLS)

Restless Legs, also ruhe- oder rastlose Beine, das hört sich eigentlich harmlos an. Doch die Erkrankung ist alles andere als harmlos, raubt sie doch vielen Menschen regelmäßig den Schlaf. Manche wissen vor Verzweiflung nicht mehr ein noch aus. Etwas mehr als drei Millionen Menschen sind in Deutschland davon betroffen, Frauen deutlich häufiger als Männer.

## Ursachen

Bereits 1685 beschrieb der englische Arzt Thomas Willis das Symptom der ruhelosen Beine. Knapp 200 Jahre vergingen, bis der deutsche Neurologe Theodor Wittmaack erneut über die Krankheit schrieb. Er nannte sie Anxietas tibiarum (lat. anxietas: Angst; tibia: Schienbein). Erst als der Neurologe Hermann Oppenheim 1923 die familiäre Häufung der Erkrankung entdeckte, geriet sie in den Fokus der Forschung. Der schwedische Neurologe Karl-Axel Ekbom führte die Bezeichnung Restless Legs ein.

RLS ist eine neurologische Erkrankung und gibt den Medizinern noch immer viele Rätsel auf. Was funktioniert da im Nervensystem nicht richtig, und welche Mechanismen sind dafür verantwortlich? Fest steht, dass der Nervenbotenstoff Dopamin beteiligt ist. Wegen des Gewöhnungseffekts kommt er nur in schweren Fällen als Therapeutikum zum Einsatz.

Studien belegen, dass eine genetische Veranlagung eine Rolle spielt (primäres RLS). Bei etwa 50 Prozent der Betroffenen kann man in der Familiengeschichte weitere RLS-Fälle ausmachen. Bislang konnten sechs Gene identifiziert werden, die schon im Embryonalstadium an der Entwicklung des zentralen Nervensystems beteiligt sind. Ihre Rolle im Gehirn des Erwachsenen ist noch weitgehend unbekannt. Das Alter sowie hormonelle Faktoren (siehe Infokasten) sind weitere Risikofaktoren.

Eine Reihe von Krankheiten können RLS verstärken oder damit einhergehen (sekundäres RLS). Dazu zählen andere Nervenleiden, Schilddrüsenüber- und -unterfunktion, Rheumaerkrankungen und Nierenleiden. Auch einige Antidepressiva, Neuroleptika und Schilddrüsenmedikamente können RLS begünstigen.

## RLS IN DER SCHWANGERSCHAFT

Jede dritte Schwangere hat Schlafprobleme, weil ihre Beine kribbeln, zucken, schmerzen. Nach der Schwangerschaft verschwinden die Beschwerden wieder von selbst. Zum Glück verspüren die meisten Schwangeren nur milde RLS-Symptome. Unruhige Beine können mit Eisenmangel zu tun haben. Möglicherweise kommt bei schwangeren RLS-Patientinnen die genetische Veranlagung zum Tragen, die durch den veränderten Hormonhaushalt aktiviert wird. Die gute Nachricht: Das Baby leidet nicht unter den Beschwerden. Nach Rücksprache mit dem Arzt können Eisen- und Magnesiumpräparate zum Einsatz kommen. Erleichterung bringen zudem Kneipp-Anwendungen, Beinmassagen und Entspannungsübungen.

## Symptome

Endlich Feierabend, der Sessel lockt zum Entspannen. Doch kaum kommt der Körper zur Ruhe, geht es los: Ziehen, Reißen, Kribbeln oder ein Druckschmerz in den Beinen lassen keine Ruhe zu. Manchmal sind auch die Arme betroffen und in seltenen Fällen die Brustwand. Nur Bewegung lindert die Beschwerden. Die Missempfindungen können unterschiedlich stark ausgeprägt sein. Auch die Bettruhe ist für RLS-Patienten ein Problem. Das Einschlafen erscheint bisweilen fast unmöglich. Sogar während des Schlafs kann RLS zuschlagen. Dann ist die Nachtruhe dahin. Es fehlt die nötige Erholung, um am Tag leistungsfähig zu sein. Auf Dauer zermürbt der Schlafmangel nicht nur den Körper, er beeinträchtigt auch das seelische Befinden.

Zu Beginn können RLS-Symptome in Schüben auftreten. Dazwischen gibt es Phasen völliger Beschwerdefreiheit. Die Erkrankung schreitet oft jedoch schleichend voran, das heißt, die Symptome verstärken sich von einem Schub zum nächsten.

### Eisenwerte überwachen

*Eisen ist nicht nur an der Sauerstoffversorgung und Energiegewinnung der Zellen beteiligt. Es wird auch für die Herstellung von Dopamin benötigt. Zu wenig Eisen – zu wenig Dopamin. Das kann ein Restless-Legs-Syndrom auslösen oder die Symptome verstärken. Lassen Sie Ihre Blutwerte in Bezug auf Eisen überprüfen. Der Eisenspeicherwert (Ferritin) sollte über 50 ng/ml liegen.*

## Diagnose

Bei Verdacht auf RLS wird Ihr Hausarzt Sie an einen Neurologen überweisen. Dieser befragt Sie ausführlich zu Symptomen und Umständen und auch zur medizinischen Familiengeschichte. Dem Gespräch folgen eine körperliche und neurologische Untersuchung, um andere Krankheiten auszuschließen.

Zur Sicherung der Diagnose wird ein L-Dopa-Test durchgeführt. Dabei wird eine Testdosis des Medikaments L-Dopa verabreicht. Bessern sich daraufhin die Beschwerden, ist ein Restless-Legs-Syndrom wahrscheinlich. Tritt keine Besserung ein, kann ein RL-Syndrom trotzdem nicht zweifelsfrei ausgeschlossen werden.

Zur weiteren Abklärung gehören folgende Untersuchungen: Laborwerte, um Eisen-, Nieren-, Schilddrüsenwerte, den aktiven Vitamin-$B_{12}$-Status und Folsäure zu bestimmen. Zudem wird der Schlaf mittels Polysomnografie (siehe »Symptome« in Kapitel »Schnarchen«) beobachtet, um periodische Beinbewegungen festzustellen. Diese als Periodic Limb Movements (PLM) bezeichneten Bewegungen sind in 80 Prozent der Fälle Anzeichen für RLS. Bei älteren Menschen kommen diese Bewegungen aber auch im Zusammenhang mit anderen Erkrankungen vor.

## Standardtherapie

Tritt RLS als Folge einer anderen Erkrankung oder als Nebenwirkung von Medikamenten auf, besteht die Chance der Heilung, indem die zugrunde liegende Krankheit behandelt bzw. das auslösende Medikament durch ein anderes ersetzt wird. Beim primären RLS, das ohne eine Grunderkrankung Beschwerden verursacht, werden spezielle Medikamente (L-Dopa und ein Decarboxylasehemmer) verabreicht. Da die Behandlung häufig Nebenwirkungen wie Übelkeit oder Benommenheit hat, ist es wichtig, die individuelle Dosierung zu finden. Ein nicht zu unterschätzendes Problem: Im Lauf der Therapie mit L-Dopa (teilweise auch bei Verabreichung von Dopaminagonisten) kann es zu einer Augmentation, einer Verstärkung der Symptome, kommen. Eine weitere Option sind Dopaminagonisten, Wirkstoffe, die Dopaminrezeptoren stimulieren können. Als Alternative zur oralen Einnahme gibt es die Verabreichung in Pflasterform (Rotigotin-Pflaster).

Die kostenlose App »Mein RLS Monitor« hilft beim persönlichen Management der Erkrankung, unter anderem mit RLS-Tagebuch, Übersicht über die Symptomatik, einzunehmenden Medikamenten und vielem mehr.

# Naturheilkunde

Etwa 90 Prozent der RLS-Patienten leiden unter Schlafstörungen. Bei leichten und mittleren Beschwerden kann man versuchen, die Symptome mit naturheilkundlichen Mitteln in den Griff zu bekommen und damit für einen erholsamen Schlaf zu sorgen. Bei schweren Ausprägungen können sie begleitend zur medikamentösen Therapie eingesetzt werden, um die Dosierung der Medikamente möglichst niedrig zu halten.

## Wasseranwendungen

Verschiedene Kneipp-Anwendungen können Sie abends abwechselnd durchführen und sich so Erleichterung verschaffen. Achten Sie bei kalten oder wechselwarmen Anwendungen darauf, dass Ihre Füße warm sind.

- **Nasse Socken:** Sie gehören zu den einfachsten Kneipp-Mitteln und erleichtern wegen ihrer ableitenden Wirkung das Einschlafen generell. Darüber hinaus wirken sie auf die Beine beruhigend, abschwellend und entstauend. Tragen Sie die nassen, kalten Socken vor dem Schlafengehen 20 Minuten lang oder gehen Sie damit zu Bett (siehe »Naturheilkunde« in Kapitel »Zähneknirschen«).

- Bewährt haben sich auch **wechselwarme Fußbäder**, ein **kalter Kniguss** abends bzw. vor dem Schlafengehen oder **kalte Wadenwickel** (siehe Kapitel 5). Sollten Sie zwischendurch einschlafen, können Sie die Wickel über Nacht dranlassen.

- Geht RLS bei Ihnen mit Juckreiz einher, bringt ein **Haferstrohbad** Linderung. Übergießen Sie 100 Gramm Haferstroh (Apotheke) mit 4 Liter kochendem Wasser. 30 Minuten ziehen lassen und abseihen. Geben Sie das Haferstrohwasser in das 36 bis 38 °C warme Badewasser. Badedauer: 10 bis 20 Minuten. Gehen Sie nach dem Bad gleich ins Bett, können Sie entspannt in den Schlaf gleiten.

- **Teilbäder** können Sie ebenfalls mit Haferstroh anreichern, etwa das warme Wasser eines wechselwarmen Fußbads. Passen Sie die Haferstroh- der Wassermenge an (siehe oben).

* **Einreibungen** mit Franzbranntwein oder mentholhaltigen Gels können die RLS-Symptome durch ihre kühlende Wirkung lindern.

* Abendliche **Massagen der Beine** mit Lavendelöl oder Aconit-Schmerzöl haben eine beruhigende Wirkung auf den Organismus und speziell auf die Beine. Die Muskulatur wird gedehnt und entkrampft. Die Inhaltsstoffe der Öle wirken zudem beruhigend.

## THERAPIE IN DER KÄLTEKAMMER

In einer Pilotstudie am Klinikum Bremen-Ost wurde bei 35 Patienten untersucht, ob und in welchem Umfang Behandlungen in der Kältekammer die RLS-Symptome verringern. Insbesondere Ganzkörperbehandlungen bei –60 °C führten zu deutlichen Besserungen der RLS-Beschwerden sowie der Schlaf- und Lebensqualität. Die Kosten für diese alternative oder ergänzende Therapie zur Medikamentenbehandlung werden allerdings von den meisten Krankenkassen nicht erstattet.

## Pflanzliche Mittel

* Stress ist nicht die Ursache von RLS, kann aber die Symptome verstärken. In diesen Fällen ist **Rosenwurz** (Rhodiola rosea) einen Versuch wert. Das Gewächs wirkt regenerierend auf die Muskulatur und fördert die Botenstoffe Dopamin und Serotonin. Es zählt zur Pflanzengruppe der Adaptogene, das sind natürliche Substanzen, die die Widerstandsfähigkeit gegenüber Stress erhöhen. Rhodiola kann einerseits die Leistungsfähigkeit steigern, andererseits den Schlaf verbessern. Aufgrund seiner anregenden Wirkung sollte man Rhodiola (beispielsweise Rhodiolan®) nur morgens und mittags einnehmen, jeweils 1 Tablette vor dem Essen. Rhodiola muss etwa 2 Wochen regelmäßig angewendet werden, bis seine Wirkung spürbar wird.

- Kombinationspräparate mit **Baldrian, Hopfen und Passions-blume** (beispielsweise Moradorm-S) verhelfen zu einem besseren Schlaf. Nehmen Sie morgens und mittags je 1, abends 2 Tabletten.

## Schüßlersalze

- Das Schüßlersalz Nr. 21, **Zincum chloratum D6,** lindert Miss-empfindungen in Beinen und Füßen. Nehmen Sie 3-mal täglich 2 Tabletten.
- Probieren Sie gegen die Unruhe in den Beinen die »**heiße Sie-ben**« mit Schüßlersalz Nr. 7, Magnesium phosphoricum D6 (siehe »Schüßlersalze« in Kapitel »Einschlaf- und Durchschlafstörungen«).

# Neuraltherapie

Neuraltherapie kann in Ihrem Fall hilfreich sein. Zunächst wird der Arzt im Gespräch erkunden, ob Unfälle, Infekte oder Operationen in der Vergangenheit eine Entwicklungskette in Gang gesetzt hatten, die zu den Restless Legs führten. Zudem wird er prüfen, ob daraus resultierende Störfelder wie Narben, Entzündungen oder tote Zähne die Beschwerden hervorrufen, und diese gegebenenfalls beseitigen.

# Anthroposophie

Das anthroposophische Menschenverständnis geht von einer Har-monie zwischen Auf- und Abbau, zwischen Geist und Materie aus. Das Ganze wird durch die uns eigenen Rhythmen (Schlaf, Herz-schlag, Atmung, Verdauung usw.) miteinander verbunden und reguliert. Bei RLS sind die Rhythmen gestört und können mittels **Heileurythmie** harmonisiert werden. Bei dieser speziellen Bewe-gungstherapie werden Laute in Bewegung umgesetzt.

# Homöopathie

Eine Reihe von homöopathischen Mitteln kann die Symptome des Restless-Legs-Syndroms lindern (siehe Übersicht).

## HOMÖOPATHISCHE MITTEL ZUR UNTERSTÜTZUNG DER RLS-THERAPIE

| Leitsymptome | Mittel, Potenz, Dosierung |
|---|---|
| unruhige Beine/Muskelkrämpfe | Cuprum metallicum D6, 2-mal täglich 1 Tablette* |
| brennende Schmerzen nachts | Sulfur D12, 1-mal täglich 5 Globuli* |
| Unruhe, ständiger Bewegungs-drang | Rhus toxicodendron, 3-mal täglich 5 Globuli* |

\* detaillierte Hinweise zur Einnahme siehe »Homöopathie« in Kapitel »Einschlaf- und Durchschlafstörungen«.

## Heilmittel aus aller Welt

• Die **traditionelle chinesische Medizin (TCM)** geht bei RLS von gestörten energetischen Prozessen aus. Sie interpretiert die Krankheit als nach innen verlagerte trübe Hitzestauung, die insbesondere das Zentralnervensystem betrifft. Mittels Akupunktur wird der Therapeut versuchen, diese Blockaden zu lösen. Wichtig: nicht in der Schwangerschaft anwenden.

• Die **Akupressur** ist ein probates Mittel bei Knie- und Beinschmerzen sowie Schmerzen im Schienbein. Drücken Sie dafür den Punkt Ma 36 (siehe Abbildung) 1 bis 2 Minuten lang. Wichtig: nicht in der Schwangerschaft anwenden.

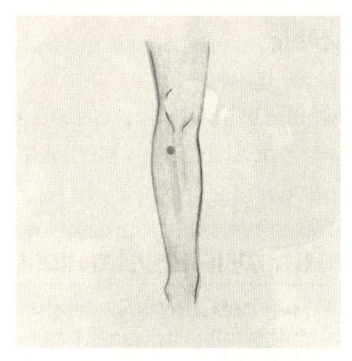

Der Akupressurpunkt Ma 36 liegt vier Finger breit unter der Kniescheibe, in der Vertiefung zwischen Schienbein und vorderem Schienbeinmuskel.

• Die **ayurvedische Medizin** empfiehlt einen Versuch mit einem Präparat aus Juckbohnen (Mucuna pruriens). Diese Pflanze wird seit mehr als 2000 Jahren im Ayurveda verwendet. Zu den zahlreichen Wirkstoffen der Mucuna pruriens gehören Serotonin und L-Dopa (L-Dihydroxyphenylalanin). L-Dopa ist die wichtigste Vorstufe des Neurotransmitters Dopamin. Die Einnahme von Mucuna pruriens sollten Sie unbedingt mit Ihrem Arzt besprechen.

## Ernährung

• Meiden Sie **Koffein** in Form von Kaffee, schwarzem Tee, Mate-Tee oder Cola bzw. streichen Sie diese Getränke ab Mittag von Ihrem Speiseplan. Beobachten Sie, ob sich daraufhin die Symptome verbessern. Übrigens: Auch Schokolade enthält Koffein.
• Trinken Sie **wenig Alkohol** oder meiden Sie ihn möglichst ganz, da er wie koffeinhaltige Getränke die Symptome verstärken kann. Besondere Vorsicht ist bei hochprozentigen Getränken angeraten.
• Nehmen Sie ausreichend **Eisen** zu sich. Bekannt ist, dass vor allem rotes Fleisch nennenswerte Mengen enthält. Doch mit Blick auf eine ausgewogene Ernährung, die vor allem pflanzliche Lebensmittel bevorzugt, sind Rote Bete und Hülsenfrüchte sowie Voll-

korngetreideprodukte zu bevorzugen. Die Eisenaufnahme aus diesen Lebensmitteln können Sie noch verbessern, indem Sie Vitamin-C-haltiges Gemüse oder Obst dazu verzehren. Wie bei allen Dingen gilt: Die Dosis macht das Gift. Zu viel Eisen im Blut kann eine koronare Herzerkrankung begünstigen.

• Meiden Sie Inhaltsstoffe in Lebensmitteln wie **Geschmacksverstärker** (Glutamat) oder **Süßstoffe** (Aspartam). Glutamat ist auch ein körpereigener Stoff, der wie Dopamin als Neurotransmitter wirkt. In einer Studie mit RLS-Patienten, die unter L-Dopa-Behandlung zwar eine Verbesserung der Unruhesymptome erfuhren, aber weiter über Schlaflosigkeit klagten, wurden hohe Glutamatspiegel im Gehirn festgestellt. Möglicherweise sind sie für die Übererregung verantwortlich. Das erklärt, warum eine zusätzliche Zufuhr vermieden werden sollte.

• Auch **Kohlensäure** kann die Symptome verstärken. Deshalb ist es besser, stilles oder Leitungswasser zu trinken. Letzteres gehört in Deutschland zu den am besten überprüften Lebensmitteln.

• Essen Sie abends zur Förderung des Schlafs kleine Mengen **tryptophanhaltiger Lebensmittel** wie Milch und Milchprodukte (siehe »Richtig essen – gut schlafen«). Anstelle von Schokolade eignen sich als kleine Naschereien Datteln oder Feigen, die ebenfalls tryptophanhaltig sind.

### Vitamin-D-Status prüfen

*Vitamin D ist nicht nur für gesunde Knochen unverzichtbar. Es mischt bei vielen weiteren Körperprozessen mit, etwa im zentralen Nervensystem. 2005 entdeckte man im Gehirn Vitamin-D-Rezeptoren. In einer kleinen Studie konnten Patienten mit primärem RLS, die ausnahmslos einen niedrigen Vitamin-D-Spiegel aufwiesen, durch die Gabe von hoch dosiertem Vitamin D über mehrere Monate ihre Beschwerden deutlich lindern. Lassen Sie also Ihren Vitamin-D-Spiegel prüfen und besprechen Sie mit Ihrem Arzt eine erhöhte Zusatzversorgung.*

# Osteopathie

Eine Überprüfung der Lendenwirbelsäule und der Iliosakralgelenke durch einen Osteopathen ist oft ratsam. Denn Instabilitäten in der unteren Wirbelsäule und am Ursprung des Ischiasnervs können zu unwillkürlichen Muskelkontraktionen in den Beinen führen. Osteopathische Behandlungen von Fehlfunktionen in dieser Region haben schon so manche unruhigen Beine zur Ruhe gebracht.

# Bewegung

Die einfache Formel lautet: bewegen ja, aber ohne Leistungsdruck. Schwere körperliche Anstrengungen abends sind tabu.

- Sehr zu empfehlen sind **Gymnastik** und sanfte **Dehnübungen** (siehe weiter unten). Bauen Sie diese in Ihr Morgen- und Abendritual ein.
- **Qigong-** und **Tai-Chi-Übungen** sowie **Yoga** sind für RLS-Patienten sehr geeignet.
- **Ausdauersportarten** wie Schwimmen, Walken und Fahrradfahren sind ebenfalls mögliche sportliche Betätigungen, solange sie moderat betrieben werden.
- Ein abendlicher **Spaziergang** ist ideal, er macht den Kopf frei und entspannt den Körper.
- Sitzen Sie viel am Schreibtisch, besprechen Sie mit Ihrem Arbeitgeber, ob Sie teilweise an einem **Schreibpult** arbeiten können. Sollte das nicht möglich sein, wechseln Sie öfter zwischen Sitzen, Stehen und Gehen.
- Wenn Sie **auf Reisen** gehen, achten Sie darauf, dass Sie dazu frühmorgens antreten, bevor sich eventuell Tagessymptome bemerkbar machen.

## Die Beine dehnen

Dehnübungen sind für RLS-Patienten besonders gut als sanfte sportliche Betätigung geeignet. Gleichzeitig fördern sie die Entspannung.

- **Unterschenkel:** Stehen Sie gerade. Die Füße sind parallel und zeigen nach vorn. Machen Sie jetzt einen weiten Ausfallschritt. Beugen Sie das vordere Knie so weit, bis Sie die Dehnung in der hinteren Wade spüren. Halten Sie diese Position 10 bis 20 Sekunden. Dann zurück in die Ausgangsposition und das andere Bein dehnen. Wiederholen Sie die Übung 2- bis 3-mal.
Wichtig: Die Ferse des hinteren Fußes drückt immer auf den Boden. Der Oberkörper bleibt aufrecht.

- **Vorderseite der Oberschenkel:** Stellen Sie sich aufrecht hin (eventuell an einer Stuhllehne abstützen). Heben Sie den linken Fuß nach hinten in Richtung Gesäß und umfassen Sie mit der linken Hand den unteren Teil des Schienbeins. Ziehen Sie die Ferse Richtung Gesäß. Halten Sie diese Position 10 bis 20 Sekunden. Danach das Bein langsam in die Ausgangsposition senken, kurze Pause und Seitenwechsel. Wiederholen Sie die Übung 2- bis 3-mal.
Wichtig: Oberkörper und Becken müssen gestreckt sein.

- **Rückseite der Oberschenkel:** Stellen Sie ein Bein mit der Ferse etwa eine Schrittlänge nach vorn. Das Gewicht ist auf dem hinteren, leicht gebeugten Bein. Stützen Sie Ihre Hände auf den Oberschenkel des hinteren Beins. Beugen Sie Ihren Oberkörper gestreckt nach vorn, bis in der Oberschenkelrückseite eine Dehnung zu spüren ist. Halten Sie diese Position 10 bis 20 Sekunden. Dann Seitenwechsel. Wiederholen Sie die Übung 2- bis 3-mal.
Wichtig: Achten Sie darauf, dass die Hüfte parallel bleibt.

# Entspannung

Bei Schlafstörungen wird häufig das Erlernen von **Entspannungs-techniken** wie autogenem Training oder progressiver Muskelentspannung nach Jacobson empfohlen. Für RLS-Patienten sind solche Übungen jedoch oft ungeeignet. Es fällt ihnen schwer, die nötige Ruhe aufzubringen. Trotzdem sollten RLS-Patienten für entspannende Momente im Tagesgeschehen und vor allem am Abend sorgen. Denn auch im Fall von RLS ist Stress ein Mitauslöser oder Verstärker. Tipps zum Stressabbau finden Sie in Kapitel 2.

• Lassen Sie den Tag abends Revue passieren. Wer von Sorgen geplagt ist, findet oft Erleichterung, wenn er diese aufschreibt. Das gute alte **Tagebuch** oder eine elektronische Variante entlasten das Kopfkarussell und das Herz. Getreu dem Motto: Geteiltes Leid ist halbes Leid. Das Schreiben hilft auch, Dinge klarer zu sehen.

• Stressen Sie sich nicht mit der Angst, wieder mal schlecht einschlafen zu können. Allein die **negative Erwartungshaltung,** die regelrechte Versagensangst, ist Stress und kann zu dem unerwünschten Ergebnis führen.

• Nehmen Sie sich und Ihre Krankheit buchstäblich in die Arme. RLS gehört zu Ihnen, aber Sie sollten sich nicht davon vereinnahmen lassen.

### Was sagen mir die unruhigen Beine?

*Macht Sie etwas unruhig, oder was macht Ihnen Beine? Was empfinden Sie im persönlichen oder beruflichen Umfeld als belastend, wovor würden Sie am liebsten davonlaufen? Scheuen Sie sich nicht, Hilfe bei einem Psychotherapeuten zu suchen, um mögliche seelische Aspekte Ihrer Erkrankung zu entdecken und Lösungsstrategien zu entwerfen.*

# Schnarchen oder Schlafapnoe?

Vor allem Männer über 50 schnarchen. In dieser Altersgruppe sind bis zu 80 Prozent betroffen. Nach den Wechseljahren wird die Riege der männlichen Schnarcher zunehmend durch Frauen verstärkt. Das nächtliche Konzert stört in der Regel den Schlaf des Partners. Der Ruhestörer selbst schläft indessen tief und fest. Gefährlich wird das Schnarchen für Betroffene, wenn es mit längeren Atemaussetzern einhergeht.

## Ursachen

Schnarchen und Schlafapnoe haben die gleichen Ursachen. Allgemein erschlafft die, Muskulatur im Schlaf. Auch die Rachenmuskulatur folgt diesem Muster. Unter bestimmten Voraussetzungen führt das Einatmen dann dazu, dass Gaumensegel und Zäpfchen zu vibrieren beginnen und die typischen Geräusche verursachen. Dieses einfache Schnarchen kann lästig sein, hat aber keinen Krankheitswert. Denn es kommt genügend Sauerstoff in der Lunge an. Ein teilweiser oder sogar vollständiger Verschluss der Atemwege wird durch eine »Übererschlaffung« der zuständigen Muskeln wie dem Zungen-Kinn-Muskel oder den Gaumenmuskeln hervorgerufen. Dem Gewebe fehlt die nötige Festigkeit, und es sinkt übermäßig zusammen. Die Übergänge zur obstruktiven Schlafapnoe (lat. obstructio: Verschluss), also dem vollständigen Verschließen des Atmungskanals, sind fließend.

Übergewichtige Menschen sind zusätzlich gefährdet. Denn Fett setzt sich nicht nur an Bauch und Hüfte an. Die Zunge ist bei Übergewichtigen häufig ebenfalls dicker, außerdem lagert sich am Hals beidseitig des Rachens Fettgewebe ein, das die Atemwege zusätzlich verengt. Etwa 80 Prozent aller Patienten mit Schlafapnoe sind übergewichtig.

Zudem werden Schnarchen und Schlafapnoe durch Alkohol, Rauchen und Medikamente (etwa Betablocker, Schlafmittel und Arzneimittel, die die Muskelspannung herabsetzen) begünstigt; das Schlafen in Rückenlage wirkt sich ebenfalls negativ aus.

Die oberen Luftwege können ebenso durch folgende Faktoren eingeengt sein: Schnupfen, Allergien, Nasennebenhöhlenentzündungen, gekrümmte Nasenscheidewand, vergrößerte Gaumen- und Rachenmandeln, fliehender Kiefer, Fetteinlagerungen im Rachenbereich und nachlassende Muskelspannung im Alter.

In etwa jedem zehnten Fall einer Schlafapnoe liegt die Ursache im Gehirn – und zwar in der Steuerzentrale der Atemmuskeln. Diese Form nennt man zentrale Schlafapnoe. Den Atemmuskeln fehlt kurzzeitig der Befehl vom Gehirn, aktiv zu werden. Teilweise ist die Atmung vor dem Atemaussetzer besonders flach, man spricht von der Cheyne-Stokes-Atmung. Es gibt auch eine Mischform beider Schlafapnoen.

## Symptome

Beim Schnarchen entstehen während des Schlafs laute Atemgeräusche in den oberen Luftwegen. Das Rasseln, Pfeifen oder Röcheln kann erhebliche Lautstärken entwickeln, den Weltrekord hält eine Frau mit 111 Dezibel – das entspricht dem Lärmpegel einer Motorsäge. Der durchschnittliche Schnarcher bringt es auf 60 bis 80 Dezibel. Die natürliche Schmerzgrenze liegt bei 120 Dezibel (Presslufthammer). Das normale Schnarchen, auch wenn es laut ist, hat keine gesundheitlichen Folgen, sieht man von der Ruhestörung des Partners ab.

Schnarcher, die über Tagesmüdigkeit, Konzentrationsstörungen oder häufiges Wegnicken (Sekundenschlaf) tagsüber klagen, sind eventuell vom Schlafapnoe-Syndrom betroffen. Dabei kommt es während des Schlafs immer wieder zu Atemaussetzern (Apnoe), die 30 Sekunden und sogar länger andauern können. Setzt die Atmung wieder ein, wird sie in der Regel von lauten Schnarchgeräuschen begleitet, die allmählich wieder »normaler« werden, bis der nächste Atemaussetzer das Schnarchen unterbricht.

Eine Schlafapnoe liegt vor, wenn in einer Stunde mehr als fünf Atemaussetzer auftreten, die jeweils mindestens 10 Sekunden andauern. Die Vorstufe der Apnoe ist gekennzeichnet von Phasen verminderter Atemtiefe (unter 30 Prozent des normalen Atemvolumens) und wird als obstruktive Hypopnoe bezeichnet. Dabei kann es neben Weckreaktionen des Betroffenen auch zum Anstieg des Kohlendioxidgehalts und zu einer Verminderung des Sauerstoffgehalts im Blut kommen.

Symptome wie nachlassende Gedächtnisleistung, Kopfschmerzen, Libidoverlust und/oder Potenzprobleme können ebenfalls auf eine Schlafapnoe zurückzuführen sein. Eine ärztliche Abklärung ist unbedingt erforderlich.

## Hoher Blutdruck

Die regelmäßige Unterversorgung des Körpers mit Sauerstoff bei einer Schlafapnoe lässt den Blutdruck ansteigen und die Herzfrequenz auf bis zu 30 Schläge pro Minute sinken. Damit es nicht zum Ersticken kommt, löst das Gehirn eine kurzzeitige Aufweckreaktion aus, die durch lautstarkes Schnarchen begleitet wird. Jetzt steigt die Herzfrequenz abrupt auf über 200 Schläge pro Minute. Solche häufigen Attacken auf das Herz-Kreislauf-System bleiben nicht ohne Folgen: Herzinfarkt, Herzschwäche und Schlaganfall drohen. Herzrhythmusstörungen können ebenfalls auftreten. Bei hohem Blutdruck sollte man deshalb auch immer an Schlafapnoe denken.

## DAS WIRD IM SCHLAFLABOR MITTELS PSG GEMESSEN

Bei der Polysomnografie (PSG) im Schlaflabor werden zehn verschiedene Körperfunktionen untersucht. So kann ein individuelles Schlafprofil und damit eine Diagnose der Schlafstörung erstellt werden.

1. **EEG (Elektroenzephalografie):** Diverse Elektroden an der Kopfhaut messen die Gehirnströme während der Schlafphasen.
2. **EOG (Elektrookulografie):** Elektroden in Augennähe überwachen die Augenbewegungen während des REM-Schlafs.
3. **EMC (Elektromyografie):** Elektroden am Kinn geben Auskunft über die Muskelspannung, die sich innerhalb der Schlafphasen verändert.
4. **Atemfühler** an Nase und Mund messen die Atemströme, denn Schnarchen ist strömungstechnisch sehr vielfältig.
5. **Schnarchmikrofon:** Es wird am Hals befestigt und zeichnet die Geräusche auf.
6. **EKG (Elektrokardiogramm):** Elektroden über und unter dem Herzen zeichnen die Herzaktivitäten auf.
7. **Gurte mit Dehnungssensoren** um Brust und Bauchraum erfassen die Atembewegungen in diesen Bereichen und die Anstrengung während des Atmens.
8. Ein **Lagesensor am Rumpf** erfasst die verschiedenen Körperpositionen. Zusätzlich kann eine Infrarot-Videokamera die Bewegungen aufnehmen.
9. Ein **Pulsoxymeter am Finger** misst die Sauerstoffsättigung des Bluts.
10. Ein **Aktometer an den Beinen** registriert die Bewegungen im Schlaf.

# Diagnose

Der Hausarzt erfragt in einem Gespräch erste Anhaltspunkte und führt eine körperliche Untersuchung durch. Für weitere Befunde wird der Patient an einen Hals-Nasen-Ohren-Arzt oder Pneumologen (Lungenfacharzt) überwiesen. Gibt es körperliche Erkrankungen oder anatomische Veränderungen, die die Atmung behindern? Auch das Schlafgeschehen wird untersucht. Dafür bekommen Betroffene ein Apnoe-Screening-Gerät mit nach Hause. Mittels Sensoren werden nachts die Atmung, der Sauerstoffgehalt im Blut, Atemgeräusche, Körperbewegung und -lage registriert. Am nächsten Tag kommt der Patient mit dem Gerät zur Auswertung in die Praxis. Erhärtet sich durch die Aufzeichnungen der Verdacht auf eine Schlafapnoe, bringt die sogenannte polysomnografische Untersuchung im Schlaflabor endgültige Sicherheit (siehe Infokasten).

Die Polysomnografie und ihre Auswertung sind aufwendige diagnostische Verfahren. Die Schlafmediziner werten mehrere Hundert Seiten mit den unterschiedlichsten Daten aus. Im Falle der Schlafapnoe fließt der sogenannte AHI-Index mit ein. Er ergibt sich aus der durchschnittlichen Anzahl von Atemaussetzern (Apnoen) und Atemzügen mit vermindertem Luftdurchfluss (Hypopnoen) pro Stunde Schlaf. Bei einem AHI zwischen 15 und 30 wird die Apnoe als »mittelgradig«, bei einem AHI über 30 als »schwer« eingestuft.

### Schnarch-App für Paare und Singles

*Eine App kann helfen (z. B. SnoreLab oder Anti Snore) herauszufinden, ob man ein harmloser Schnarcher ist oder es zu gefährlichen Atemaussetzern kommt. Sie zeichnet die Schnarchgeräusche mithilfe des Mikrofons auf und analysiert sie. Das Schnarchen beim Schlafapnoe-Syndrom hat einen charakteristischen Klang und Rhythmus, sodass die App erste Hinweise liefern kann. Sie ersetzt keine ärztliche Diagnose, sondern kann Sie lediglich dazu veranlassen, einen Arzt aufzusuchen.*

# Standardtherapie

Gegen Schnarchen und Schlafapnoe gibt es keine Medikamente. Da die Ursachen unterschiedlich sein können, gilt es, diese möglichst auszuschalten. Das betrifft die Therapie von Atemwegserkrankungen, Probleme im Kieferbereich oder HNO-Erkrankungen. Auch die Verringerung von Übergewicht gehört zu den therapeutischen Maßnahmen. Allein die Gewichtsabnahme kann eine Schlafapnoe zum Verschwinden bringen. Die symptomatische Therapie mit einem Atemgerät, dem NCPAP-Gerät (nasal continuous positive airway pressure), das den Schlafenden über eine Maske mit Sauerstoff versorgt, ist bei der Schlafapnoe das Mittel der Wahl. Wenn die NCPAP-Therapie nicht wirkt oder aus anderen Gründen nicht möglich ist, kommt die Behandlung mit einer Zahnschiene (Protrusionsschiene) infrage. Der Unterkiefer und die Zunge werden damit vorn gehalten. Die Muskeln können nicht erschlaffen, sondern bleiben stabil und die Atemwege offen. Die Therapie ist keine gängige Kassenleistung und muss beantragt werden.

Zu den großen Innovationen zählt die Neurostimulationstherapie (Hypoglossusnerv-Stimulation) für Patienten mit mittelschwerer bis schwerer obstruktiver Schlafapnoe, die für eine NCPAP-Therapie nicht geeignet sind oder diese nicht tolerieren. Dabei wird ein Impulsgenerator implantiert, der beim Einatmen den Unterzungennerv dazu anregt, den Zungengrundmuskel vorn zu lassen. Sie wird bislang in 20 deutschen Kliniken angeboten. Die Kassen zahlen gesetzlich Versicherten die Behandlung.

Eine ideale Verbindung zwischen Körper und Atmung stellt Yoga her. Bei all den im Folgenden erklärten Übungen wird die Atmung ganz bewusst eingesetzt.

- Die **Yoga-Wechselatmung** ist eine probate Übung gegen Schnarchen (siehe Infokasten).
- Die **Atembremse** (ind. Ujjayi: siegreiche Atmung) ist eine wichtige Übung aus dem Atem-Yoga. Sie kräftigt die Atemorgane und das Zwerchfell, hilft bei Asthma und stärkt Herz sowie Nerven. Setzen Sie sich dafür entspannt hin, der Oberkörper ist aufrecht, die Augen sind geschlossen. Der Mund bleibt beim Ein- und Ausatmen geschlossen. Ziehen Sie die Muskulatur im Rachen leicht zusammen, um die Stimmritze zu verengen. (Das machen wir übrigens automatisch beim Flüstern.) Stellen Sie sich nun vor, beim Ein- und Ausatmen ein lang gezogenes »Haaa« zu sagen. Sie werden im Resonanzraum des Kopfes einen an Meeresrauschen erinnernden Ton vernehmen. Wenn das zunächst schwerfällt, öffnen Sie minimal die Lippen.

Wichtig: Bleiben Sie locker, auch wenn es nicht gleich klappt.

Wiederholen Sie diese Atmung 3-mal und steigern Sie dann auf 15 Atemzüge. Ausatmen und Einatmen sollten etwa gleich lang sein.

- Die **Akupressur** von Gb 20 (siehe »Heilmittel aus aller Welt« in Kapitel »Einschlaf- und Durchschlafstörungen«), den beiden Nackenpunkten, hilft bei Nackensteife. Ein steifer Nacken führt dazu, dass die vorderen Muskelketten im Kau- und Rachenbereich erschlaffen. Durch Akupressur kommen die Gegenspieler in ihren ausgewogenen Zustand zurück: Der Nacken entspannt, die Kaumuskeln bekommen wieder Eigenspannung, was ein übermäßiges Erschlaffen im Schlaf verhindert.

## YOGA-WECHSELATMUNG

Diese Atemtechnik erhöht die Lungenkapazität, wirkt beruhigend und senkt den Blutdruck – hilfreiche Maßnahmen bei Schlafapnoe. Die Wechselatmung beugt zudem Erkältungen, Allergien und Asthma vor, die den Atem nachts stark belasten. Setzen Sie sich für die Übung bequem auf eine Stuhlkante oder den Fußboden. Der Rücken ist gerade. Atmen Sie einige Male entspannt ein und aus, bevor Sie beginnen.

1. Schließen Sie mit dem rechten Daumen das rechte Nasenloch. Atmen Sie 4 Sekunden tief durch das linke Nasenloch ein. Schließen Sie nun das linke Nasenloch mit dem Ringfinger und halten Sie die Luft 4 Sekunden an.
2. Öffnen Sie nun das rechte Nasenloch zum Ausatmen. Das sollte etwa die doppelte Zeit beanspruchen. Atmen Sie dann wieder für 4 Sekunden durch das rechte Nasenloch ein. Verschließen Sie wieder beide Nasenlöcher.
3. Öffnen Sie die linke Nasenseite zum Ausatmen, danach atmen Sie wieder über das linke Nasenloch ein.

Wiederholen Sie die Wechselatmung mehrmals. Sie eignet sich gut für eine kleine Entspannungspause tagsüber.

# Ernährung

● Für Schnarcher gilt: abends **leichte, fettarme Kost.** Denn oft haben Schlafapnoe-Patienten nicht nur Übergewicht, sondern auch Sodbrennen. Um abzunehmen, können Sie Dinner-Cancelling probieren: Verzichten Sie mehrmals in der Woche auf eine Mahlzeit, am besten auf das Abendessen. Eine Gewichtsreduktion kann die

Schlafapnoe beseitigen. Wer es nicht allein schafft, den kann eine individuelle Ernährungsberatung unterstützen. Auch ambulantes Heilfasten kann den Einstieg erleichtern. Krankenkassen beraten dabei und bezuschussen solche Maßnahmen.

- Viele Schnarcher, vor allem aber Menschen mit Schlafapnoe, leiden an nächtlichem Sodbrennen. **Übergewicht** begünstigt Sodbrennen, da der Druck auf den Magen zusätzlich erhöht wird. Auch der Unterdruck, der bei Atemaussetzern im Brustkorb entsteht, drückt die Magensäure in die Speiseröhre. Essen Sie deshalb nicht vor dem Zubettgehen. Meiden Sie neben fettreichem Essen auch Süßes, Alkohol und koffeinhaltige Getränke. Sie zählen zu den Säurelockern.

- Für die Verdauung von Eiweiß wird viel Magensäure benötigt. Deshalb eiweißhaltige Lebensmittel am besten mit **basisch** wirkenden Gegenspielern essen. Dazu gehören fast alle Gemüsesorten, vor allem Kartoffeln, Möhren und Kohlrabi.

- Ein wirkungsvolles Mittel gegen Sodbrennen ist **Heilerde.** Lösen Sie 1 Esslöffel Heilerde in 1 Glas warmem Wasser auf und trinken Sie es. Die feinen Partikel der Heilerde binden die Magensäure ganz natürlich. Sie haben eine extrem große Oberfläche, an der sich nicht nur Magensäure, sondern auch Cholesterin, Fette und Schadstoffe binden können. Empfehlenswert ist Luvos® Heilerde (fein). Wichtig: Heilerde nicht zusammen mit Medikamenten anwenden, sondern erst mehrere Stunden nach der Einnahme der Medikamente. Die Wirkstoffe könnten von der Heilerde absorbiert werden.

- Achten Sie auf ausreichende **Pausen** zwischen den Mahlzeiten. Mindestens vier Stunden sollten es sein, damit der Magen ausreichend Zeit hat, die Nahrung zu verarbeiten.

### Kauen als Therapie

*Meiden Sie »weiche« Kost wie Weißbrot, Kuchen, Kartoffelbrei usw. Zum Abnehmen eignet sich eine vorwiegend pflanzliche und vollwertige Kost, am besten nur leicht gedünstet, sodass sie noch Biss hat. Lenken Sie Ihre Aufmerksamkeit bewusst auf das Kauen. Nehmen Sie sich Zeit dafür. Das ist einerseits eine Übung aus dem Achtsamkeitstraining und hilft Stress abzubauen. Gleichzeitig trainieren Sie die Muskulatur von Zunge, Gaumen und Schlund. Knabbern Sie öfter knackiges Obst, Möhren oder anderes Gemüse roh als Vorspeise oder Nachtisch. Nüsse sind abends leckere »Trainingsobjekte«.*

## Medikament Bewegung

- **Kau-, Nacken- und Augenmuskeln** sind verschaltet. Bei Fehl- und Überbelastung reagieren diese Muskelgruppen nicht anders als andere. Es kommt auf der einen Seite zu Verspannungen und als Gegenreaktion an der falschen Stelle zum Nachlassen von Spannung. So führt ein verspannter Nacken dazu, dass die Kau- und Schlundmuskeln zu wenig Spannung haben. Der Zungenmuskel, anatomisch mit dem Unterkiefer verbunden, sinkt durch ungenügende Muskelspannung zu weit nach hinten. Der Atemweg wird eingeengt oder zeitweise sogar verschlossen. Um dieses Ungleichgewicht zu beheben, muss man die vordere Muskulatur trainieren (siehe Infokasten).

- **Verspannungen im Nacken** haben viele Ursachen. Eine kann sogar aus dem Bauch kommen. Eine schwache Bauchmuskulatur trägt nämlich zu Verspannungen bei. Sie können das testen, indem Sie Ihre Bauchmuskeln anspannen und beobachten, was im Nackenbereich passiert: Ihre gesamte Haltung verändert sich. Der Bauch übernimmt sozusagen Verantwortung für den Rücken und damit auch für den Nacken. Trainieren Sie deshalb regelmäßig Ihre Bauchmuskeln.

## DEN NACKEN ENTSPANNEN

Der Nacken und seine Muskulatur spielen auch bei der Schlafapnoe eine nicht zu unterschätzende Rolle, hier als Gegenspieler zur vorderen Muskulatur. Wo immer eine muskuläre Anspannung besteht, wird diese an anderer Stelle ausgeglichen. Manchmal allerdings genau an der falschen Stelle.

1. Setzen Sie sich mit geradem Rücken auf die Vorderkante eines Stuhls. Führen Sie das Kinn Richtung Brust, bis ein leichter Zugschmerz im Hals- und Nackenbereich auftritt. Der Schmerz kann bis in den Rücken hinunterziehen.
2. Bewegen Sie das Kinn während der Dehnung leicht nach unten links und dann nach unten rechts. Auf diese Weise dehnen Sie die seitlichen Halsmuskeln.
3. Verschränken Sie die Hände und drücken Sie damit auf den Hinterkopf. So verstärken Sie den Zug in der Nackenmuskulatur. Das Kinn nach links und rechts bewegen. Im Gegenzug spannen vorn die Hals-, Gaumen- und Schlundmuskeln an.

# 7 Tipps gegen Schnarchen

Vielen Auslösern für »normales« Schnarchen kann man mit kleinen Tricks zu Leibe rücken. Manchmal gilt es, Gewohnheiten wie das Rauchen über Bord zu werfen – das fällt dann schon schwerer. Egal, ob es sich um eine Schlafapnoe oder harmloses »Sägen« handelt, der Partner profitiert letztlich auch davon. Eine ernsthafte schlafbezogene Atmungsstörung (obstruktive Schlafapnoe, OSA) gehört jedoch in die Hand eines Arztes und muss je nach Ursache behandelt werden.

## Atemtrainer

Es gibt verschiedene Atemtrainingsgeräte, die nicht nur bei Erkrankungen der Lunge, sondern auch zur allgemeinen Steigerung der Atemleistung zum Einsatz kommen, etwa bei Sportlern. Diese Geräte produzieren einen Atemwiderstand, gegen den man ein- und ausatmet. So wird die Atemmuskulatur gestärkt, was auch das Schnarchen lindern kann.

## Nasenklammer für freie Atemwege

Sind die Atemwege in der Nase zu eng, kann eine Nasenklammer helfen. Sie hat die Form eines Halbrings, der an beiden Seiten etwas breitere Enden aufweist. Die Klammer spreizt und fixiert die Nasenflügel von innen, sodass mehr Luft über die Nase in die Lunge gelangen kann.

## FaceFormer

Mit dem speziell gegen das Schnarchen entwickelten FaceFormer kann die Mundmuskulatur tagsüber trainiert werden. Das patentierte Medizingerät besteht aus einem Lippenkeil und einem Mundschild. Die Übungen erfordern nicht viel Zeit, sind überall und auch mal zwischendurch zu machen. Wenn die Nasenatmung allmählich verbessert wurde, kann der FaceFormer nachts im Mund platziert und so das Atmen durch den Mund unterbunden werden. Das natürliche Atmen durch die Nase wird wieder trainiert. Der Weg bis dahin dauert zwar einige Zeit, kann sich aber lohnen.

# Alkohol

Verzichten Sie möglichst auf Alkohol, er lässt die Muskulatur im Rachenraum zusätzlich erschlaffen. Dann sinkt der Unterkiefer samt Zungengrund nach unten und verengt den Atemkanal.

# Abendgymnastik für den Kopf

Wir trainieren alle möglichen schlaffen Muskeln, nur nicht die im Kopfbereich. Dabei weisen Mund, Rachen, Gesicht und Kopf so viele Muskeln und feinste Muskelkettenfunktionen auf wie an keiner anderen Stelle des Körpers. Bauen Sie in das abendliche Ritual vor dem Schlafengehen kleine Übungen zur Kräftigung der Muskulatur im Mundraum ein:

- Klemmen Sie eine Zahnbürste oder einen Kugelschreiber zwischen die Zähne und beißen Sie fest zu (Dauer: 1 Minute).
- Pressen Sie Ihre Zunge bei geschlossenem Mund kräftig gegen die Zähne des Unterkiefers (Dauer: ein paar Minuten).
- Drücken Sie mit der Hand Ihren Unterkiefer fest nach hinten. Halten Sie dem Druck mit Ihren Kiefermuskeln stand (Dauer: etwa 1 Minute). Die Übung ein paarmal wiederholen.

# Seitenlage provozieren

Vermeiden Sie die Rückenlage im Bett, denn in dieser Position können Gaumen, Zäpfchen oder Zunge zurückfallen und Schnarchen hervorrufen. Mit einem Seitenschläferkissen stabilisieren Sie die Seitenlage.

## Feuchte Nasenschleimhäute

Die Schleimhäute in der Nase sind eine wichtige Virenbarriere. Trocknen sie zu sehr aus, können sie ihrer Aufgabe nur eingeschränkt nachkommen. Ein harmloser Schnupfen kann sich dann schnell zu einer Nasennebenhöhlenentzündung ausweiten – eine häufige Ursache fürs Schnarchen. Regelmäßige Spülungen mit einer Nasendusche können dem vorbeugen. Zudem können Sie die Luftfeuchtigkeit im Schlafzimmer erhöhen, indem Sie ein feuchtes Handtuch aufhängen.

# Zähneknirschen

Zähneknirschen ist auf dem Vormarsch. Im Rahmen einer deutschlandweiten Studie bezeichneten Zahnärzte dieses Phänomen als das sich am meisten ausbreitende Krankheitsbild – vor allem als Folge steigender Stressbelastung. Zähneknirschen, auch Bruxismus genannt, gehört zu den sogenannten Parasomnien, also Verhaltensauffälligkeiten, die im Schlaf geschehen.

## Ursachen

Bruxismus kann verschiedene Ursachen haben. Manchmal liegt es an einer neuen Zahnfüllung oder Zahnersatz, die zu einer Veränderung des Zahnkontakts von Ober- und Unterkiefer führen, oder an Fehlstellungen. Durch Knirschen und Anspannung der Muskeln versucht der Körper, die Störung der Bisslage auszugleichen. Doch mit Abstand vor allen anderen Ursachen geht Knirschen im Schlaf auf psychischen Stress zurück. Frauen sind deutlich häufiger betroffen als Männer. Neben Stress können auch Atmungsstörungen (Schlafapnoe) während des Schlafs, übermäßiger Alkoholkonsum und bestimmte Medikamente für Bruxismus eine Rolle spielen.

### DER KIEFER IST SENSIBEL

Körperliche, seelische oder geistige Belastungen gehen nicht nur ans Herz oder schlagen auf den Magen, sie machen auch dem Kiefer zu schaffen. Man spricht beim Kiefer vom Mülleimer der Seele. Da wird nachts zerkaut, was tagsüber nicht runtergeschluckt werden konnte. Man beißt sich im wahrsten Sinne des Wortes nachts an etwas die Zähne aus.

## Symptome

Das deutlichste Symptom ist das Knirschen und Pressen selbst, von dem aber die meisten Betroffenen keine Ahnung haben. Sie schlafen ja, und der Schlaf wird in der Regel nicht durch diese Aktion gestört. Weitere Symptome können unerklärliche Kopfschmerzen, eine verspannte Nackenmuskulatur oder Tinnitus sein. Aber auch ein Knacken der Kiefergelenke beim Öffnen und Schließen oder Schwierigkeiten, den Kiefer weit zu öffnen, sind mögliche Hinweise auf nächtliches Knirschen. Hält dieser Zustand an, kann es zu Schäden im Zusammenspiel von Mund, Kiefergelenk und Muskulatur, zu einer sogenannten craniomandibulären Dysfunktion (CMD) kommen.

Vor allem aber hinterlässt der Bruxismus Spuren am Gebiss. Der Zahnarzt kann Knirschen an abgeflachten, abgeschliffenen oder abgenutzten Zähnen erkennen. Davon sind zunächst die Eckzähne betroffen, dann die Frontzähne und schließlich die Mahlzähne.

Kein Wunder, denn beim Knirschen wirken unheimliche Kräfte: Der Druck ist oft zehnmal so stark wie beim Zerkleinern von Nahrung.

## Diagnose

Es gibt drei Möglichkeiten der Diagnose: Sie spüren die erwähnten Symptome, Ihr Partner macht Sie aufs nächtliche Knirschen aufmerksam, oder der Zahnarzt entdeckt verdächtige Spuren an den Zähnen. Auch aus diesem Grund sind halbjährliche Kontrollen beim Zahnarzt wichtig. Deuten die Symptome auf einen Bruxismus oder eine Fehlregulation der Muskel- oder Gelenkfunktion im Kiefer hin, geht es darum, den Ursachen auf die Spur zu kommen. Eine erweiterte Diagnostik ist vor allem bei Schmerzen und eingeschränkter Mundöffnung erforderlich. In seltenen Fällen muss auch ein Tumor diagnostisch ausgeschlossen werden.

## Standardtherapie

Je nach zugrunde liegender Ursache wird therapiert. Manchmal reicht es, Unebenheiten im Biss zu beheben. Darüber hinaus können bei akuten Beschwerden auch Medikamente zur Schmerzminderung und Muskelentspannung eingesetzt werden. Stressbedingtes Zähneknirschen und -pressen sollte interdisziplinär behandelt werden. Idealerweise gehören eine physiotherapeutische sowie eine psychotherapeutische Behandlung zusammen. Eventuell muss auch ein HNO-Arzt oder Orthopäde hinzugezogen werden. Wichtig für den Patienten ist das Erlernen von Entspannungsverfahren.

Von Zahnarztseite wird eine Aufbissschiene verordnet und angepasst. Sie wirkt wie ein Schutzschild zwischen Ober- und Unterkiefer und verhindert ein weiteres Abschleifen der Zähne. In bestimmten Fällen kann diese Schiene auch so gefertigt werden, dass sie die Kiefergelenke entlastet, indem sie direkten Einfluss auf die Bisslage ausübt. Die Schiene findet allerdings schwer Akzeptanz. Bei vielen schlummert sie Nacht für Nacht nicht im Mund, sondern auf dem Nachttisch.

## BOTOX GEGEN BRUXISMUS

Botulinumtoxin, meist nur Botox genannt, ist ein Medikament, das zur Entspannung der Muskulatur verhilft. Als Therapie bei Zähneknirschen wird Botox in je drei Punkte auf den Wangen injiziert. Der volle Effekt tritt erst nach einiger Zeit ein und hält sechs bis acht Monate an. Die Kosten für eine Botoxbehandlung werden von gesetzlichen Krankenkassen nicht übernommen.

# Naturheilkunde

Gerade bei stressbedingtem Bruxismus gibt es viele Möglichkeiten der Selbsthilfe oder spezielle Therapien aus der Naturheilkunde, um Spannungen abzubauen. Allein das Bewusstwerden des Knirschens und die Frage, woran man so zu knabbern hat, sind ein erster Schritt. Hilfe von außen in Form von Massagen, Güssen oder Auflagen entspannt über den Körper zudem Geist und Seele.

## Wasseranwendungen

• Morgens oder auch zwischendurch kann ein **kalter Gesichtsguss** gute Dienste leisten. Er wirkt einerseits erfrischend, und andererseits beruhigt er. Das sorgt auch für eine Entspannung der Gesichtsmuskulatur. Entfernen Sie den Duschkopf, legen Sie ein

Handtuch um den Hals und beugen sich über den Wannenrand. Führen Sie den Wasserstrahl an der rechten Schläfe beginnend über die Stirn zur linken Schläfe und über die Stirn zurück zur rechten Gesichtshälfte. Fahren Sie nun mit drei senkrechten Strichen die rechte Seite auf und ab, dann in gleicher Weise die linke Seite begießen. Anschließend umkreisen Sie das Gesicht noch 3-mal im Uhrzeigersinn. Versuchen Sie dabei, langsam durch den Mund ein- und auszuatmen. Zum Schluss das Gesicht abtupfen.

• Wärmen Sie abends den Schläfen- und Wangenbereich mit jeweils einem **feuchtwarmen Waschlappen** und massieren Sie anschließend die Kaumuskulatur. Nehmen Sie dafür die Daumen und kreisen mit tiefen, langsamen Bewegungen in diesem Bereich.

• Beruhigend auf das vegetative Nervensystem wirken verschiedene kalte Wasseranwendungen wie der **kalte Knieguss** oder die **kalte Oberkörperwaschung** (siehe Kapitel 5). Sie erleichtern auch das Einschlafen. **Nasse Socken** ziehen förmlich die Gedanken aus dem Kopf und unterbrechen das stressige Gedankenkarussell. Hierfür tauchen Sie vor dem Schlafengehen Baumwollsocken in kaltes Wasser und wringen sie leicht aus. Ziehen Sie sie an und stülpen Sie Wollsocken darüber. Die Socken können Sie nachts anlassen.

### Pflanzliche Mittel

Kurzfristigen Stress halten Menschen ohne Probleme aus, denn er gehört zum Leben. Problematisch werden lang anhaltender Stress und die damit verbundene andauernde Ausschüttung von Stresshormonen, die das vegetative Nervensystem in Daueranspannung versetzen.

• Die Klassiker unter den beruhigend wirkenden Pflanzen sind **Lavendelblüten, Hopfenzapfen, Melissenblätter, Baldrianwurzel oder Passionsblume.** Sie helfen nicht nur beim Ein- und Durchschlafen, sondern auch bei der Bewältigung von Stress.

• Ein **Apfelschalentee** hilft gegen Nervosität und geistige Erschöpfung, Unruhe und allgemeinen Stress. Kochen Sie die frische Schale eines Apfels oder 2 Esslöffel getrocknete Apfelschalen (Teegeschäft) mit 1 Tasse Wasser auf. 20 Minuten ziehen lassen, nach Belieben mit Honig süßen und trinken. Die Zugabe von 1 Esslöffel **Hafersaft** (Apotheke, Reformhaus) verstärkt die Wirkung. Für den Tee sollten Sie unbehandelte Bioäpfel verwenden. Auch **Pfefferminztee,** der aber mindestens 10 Minuten ziehen muss, entfaltet eine Antistresswirkung.

### *Ruhe finden mit Knospentherapie*

*In der Gemmo- oder Knospentherapie (siehe »Pflanzliche Mittel« in Kapitel »Einschlaf- und Durchschlafstörungen«) wird unter anderem aus den frischen Knospen der Feigen ein Auszug (Mazerat) hergestellt. Dieses Mittel hat eine tief greifende, beruhigende und angstlösende Wirkung und ist vor allem bei stressbedingten und psychosomatischen Beschwerden zu empfehlen. Nehmen Sie morgens nach dem Frühstück 2 Milliliter (Messkappe) der Feigenlösung ein. Abends können Sie die gleiche Menge Silberlinde nehmen. Sie hat neben einer beruhigenden und schlaffördernden auch eine krampflösende Wirkung.*

## Anthroposophie

- Nervenstärkend bei Stress und Erschöpfung wirkt **Neurodoron®** (Weleda). Es harmonisiert und stabilisiert Körper, Geist und Seele, hilft bei Nervosität, Angst- und Unruhezuständen, depressiver Verstimmung, Rekonvaleszenz (Genesung) und Kopfschmerzen. Das Mittel ist für den Tag geeignet, da es beruhigt, aber nicht müde macht.
- Nachts wirkt **Calmedoron®** (Weleda) beruhigend und krampflösend. Auch für RLS-Patienten einen Versuch wert. Einnahme nach Packungsbeilage.

- Bei Erschöpfung durch starken Leistungsdruck, Überarbeitung oder Schlafmangel helfen **Levico comp. Globuli velati** (Wala). Lassen Sie 1- bis 3-mal täglich 5 bis 10 Globuli unter der Zunge zergehen.

## Homöopathie

Das homöopathische Einzelmittel **Cina maritima** stammt aus den Blütenköpfchen einer Asternart. Es wirkt bei Krämpfen und Nervosität und wird insbesondere bei Zähneknirschen empfohlen. Nehmen Sie abends vor dem Schlafengehen 5 Globuli Cina D6. Unter den homöopathischen Komplexmitteln eignen sich unter anderen Nervoheel® oder Neurexan® (Heel). Diese Mittel erhalten Sie rezeptfrei in Ihrer Apotheke, die Einnahme entnehmen Sie der Gebrauchsanweisung.

## Biofeedback-Training

Diese Methode verbessert die Wahrnehmung, Kontrolle und Beeinflussung des Körpers. Dabei werden Körperfunktionen, die dem Patienten normalerweise nicht bewusst sind, gemessen und in Form von optischen oder akustischen Signalen rückgemeldet. Der Patient kann mithilfe dieses Feedbacks lernen, die Signale in die gewünschte Richtung zu verschieben.

Bei Menschen mit Bruxismus oder CMD wird die Aktivität der Kaumuskulatur mithilfe einer Sonde am Kaumuskel abgeleitet und auf einem Bildschirm sichtbar gemacht. Ziel des Trainings ist es, dass die knirschende Kaubewegung auch ohne das akustische Signal aufhört. Die gesetzlichen Krankenkassen übernehmen die Kosten nicht.

# Bachblüten

Wird das »Zähneknirschen« von Unruhezuständen, Nervosität und Überreiztheit begleitet, kann Impatiens, die Bachblüte Nr. 18, hilfreich sein. Außerdem können so auch Schlafstörungen oder Muskelverspannungen zusätzlich gemindert werden.

Geben Sie 2 Tropfen Impatiens in 1 Glas stilles Wasser und trinken Sie die Mischung schluckweise. Oder Sie mischen 30 Milliliter stilles Mineralwasser mit 4 Tropfen Impatiens in einem Fläschchen mit Pipette (aus der Apotheke) und geben daraus mehrmals am Tag 4 Tropfen direkt auf die Zunge.

## Heilmittel aus aller Welt

• Die Behandlung von Schmerzen und Funktionsstörungen ist eine Domäne der **Akupunktur.** Bei Bruxismus kommt ein ganzes Akupunktur-Paket zusammen: Es werden direkt auf die Kiefergelenke und die Kaumuskulatur einwirkende Punkte akupunktiert. Zusätzlich kann man Punkte zur Muskelentspannung und zur psychischen Entspannung nadeln. Es gibt auch Zahnärzte mit der Qualifikation Akupunktur.

• Als Hausmittel eignet sich eine **Akupressur** der Kaumuskulatur. Beginnen Sie in der Nähe der Ohren unter dem Jochbein, kreisen Sie zunächst mit dem Mittel- und Ringfinger am Ansatz dieses Muskels. Dann drücken Sie diese Stelle ein paar Sekunden. Wandern Sie mit den Fingern etwa 1 cm weiter nach vorn und wiederholen das Ganze. Danach noch 1 cm vorrücken, den Muskel weiter bearbeiten. Nach Beendigung schließen Sie die Augen, spüren den Energiezuwachs in diesem Muskel und die einsetzende Entspannung.

# Osteopathie

Ein Spezialgebiet der Osteopathie ist die Craniosacral-Therapie, eine sanfte manuelle Methode zur Behandlung von Kiefer- und Kaufunktionsproblemen, Schleudertrauma, Stress, Schlaflosigkeit sowie chronischen Schmerz- und Spannungszuständen des Kopfes und der Wirbelsäule. Gearbeitet wird vor allem an Schädel (Cranium), Kreuzbein (Sacrum) und den dazwischenliegenden Strukturen. Der Therapeut arbeitet mit feinen manuellen Impulsen, die eine Eigenregulierung und Regeneration des Körpers einleiten. Der Ausgleich im vegetativen Nervensystem führt zu einer tiefen Entspannung. Auch Fehlspannungen in der Kaumuskulatur oder ein Fehlgleiten im Kiefergelenk kann man mit dieser Therapie lösen.

# Bewegung

Achten Sie einmal ganz bewusst auf Ihren Mund- und Kieferbereich. Ist Ihre Zungen- oder Gesichtsmuskulatur angespannt? Haben Ihre Zähne Kontakt? Wo liegt Ihre Zunge gerade? Merken Sie sich folgende Faustregel: Die Zähne sollten sich nur berühren, wenn Sie schlucken oder essen, ansonsten gilt die Devise »Lippen zu, Zähne auseinander«. Ob Kiefergelenk, Zähne oder Muskeln in diesem Bereich – sie alle reagieren auf Fehlstellungen oder Fehlbelastungen. So kann auch eine falsche Körperhaltung ungünstige Auswirkungen auf die Kiefergelenke haben. Computerarbeit beispielsweise macht nicht nur dem Rücken zu schaffen. Wer beim Arbeiten ständig den Kopf nach vorn verlagert, setzt eine Kettenreaktion in Gang: Auf dem Zungenbein entsteht ein Zug, und der Unterkiefer wird nach hinten gezogen. Dadurch schieben sich die Kiefergelenke nach hinten. Eine Fehlstellung, die zu Fehlbiss und möglicherweise zu Zähneknirschen führt. Dieses Beispiel zeigt, wie alles mit allem zusammenhängt. Deshalb bekommen CMD-Patienten in der Physiotherapie auch Übungen für zu Hause gezeigt. Nachfolgend ein paar kleine Übungseinheiten. Neben dem gezielten Training geht es darum, die Körperwahrnehmung zu schulen.

- Mit dem **Korkentrick** Muskulatur dehnen und Kiefer entspannen: Schneiden Sie einen Weinkorken auf die Spanne von Ober- und Unterkiefer zu. Klemmen Sie ihn öfter dort für eine Weile ein, zum Beispiel beim Fernsehen.
- Mit dem **Zungenkreisen** kann man weitere Muskelgruppen trainieren und gleichzeitig den Kiefer lockern. Beginnen Sie mit den hinteren Backenzähnen rechts oben. Zählen Sie mit der Zunge innen die Zähne der rechten Seite bis zur Mitte der Schneidezähne. Dann auf der rechten Seite außen entlang zurück von den Schneidezähnen bis hinten. Schließen Sie die Augen und achten Sie darauf, wie sich die rechte Hälfte anfühlt. Wiederholen Sie die Übung auf der linken Seite. Pause und achtsam der linken Hälfte nachspüren.

### Gähnen entspannt

*Stecken Sie ein paar Sekunden die kleinen Finger in die Ohren und öffnen Sie den Mund weit. Beobachten Sie dabei, wie sich Ihr Unterkiefer bewegt. Bald werden Sie anfangen zu gähnen. Das wirkt entspannend auf den gesamten Kopfbereich und lockert die Mundmuskulatur. Außerdem wird dem Gehirn beim Gähnen vermehrt Sauerstoff zugeführt.*

# Entspannung

Stress, häufigster Auslöser für Bruxismus, sollten Sie so weit wie möglich reduzieren. Finden Sie heraus, wer oder was Ihnen am meisten zu schaffen macht. Gehen Sie Ihre Alltagsverpflichtungen durch. Welche Aufgaben können Sie auf mehrere Schultern verteilen? Schwelende Konflikte sollten Sie offensiv angehen. Machen Sie im wahrsten Sinne des Wortes den Mund auf. Kauen Sie nicht auf Problemen rum. Nicht immer gibt es ideale Lösungen, aber allein das Aussprechen ist ein erster Schritt zur Befreiung.

Suchen Sie einen Ausgleich, indem Sie eine Entspannungs- oder Bewegungstherapie erlernen und regelmäßig durchführen. **Meditation, progressive Muskelentspannung nach Jacobson (PME), autogenes Training, Yoga** oder **Feldenkrais** können hilfreich sein. Auch der klassische Spaziergang oder regelmäßige Ausflüge in die Natur sind heilsame Quellen. Alles, was Sie freut und entspannt, hilft, dem Zähneknirschen die Zähne zu zeigen.

● **Progressive Muskelentspannung** für die Gesichtsmuskulatur: Knautschen Sie das Gesicht, so stark Sie können, zusammen. Schließen Sie die Augen. Heben Sie die Augenbrauen hoch. Runzeln Sie die Stirn. Spannen Sie dafür Stirn- und Augenmuskeln, die Nasenwurzel und den Mund an. Das dürfte dann ungefähr so aussehen wie das Gesicht eines Boxerhundes. Die Kaumuskulatur bleibt dabei locker. Halten Sie diese Position 5 Sekunden, dann lösen Sie die Spannung und halten die Gesichtsmuskulatur ganz locker. 20 Sekunden entspannen. Wiederholen Sie diese Übung mehrmals und auch gelegentlich tagsüber. Wichtig ist, dass die Entspannungsphasen länger dauern als die Anspannungsphasen. Atmen Sie nach dem Anspannen ruhig und gelassen weiter.

### DAS GESICHT ENTSPANNEN

Eine kleine Gesichtsmassage zur Lockerung der Muskulatur und besseren Durchblutung für zwischendurch: Reiben Sie die Hände aneinander, sodass sie warm werden. Legen Sie die warmen Hände auf die Wangen und massieren Sie diese mit leicht kreisenden Bewegungen.

### DEN KIEFER ENTSPANNEN

Eine Übung gegen ständiges Zähnezusammenbeißen. Sie werden erstaunt sein, wie sehr Sie die Lockerung in Ihrem Kiefer wahrnehmen können: Öffnen Sie den Mund ganz leicht, sodass der Unterkiefer locker hängt. Die Zähne haben keinen Kontakt. Greifen Sie nun mit beiden Daumen und Zeigefingern Ihr Kinn und bewegen Sie den entspannten Unterkiefer leicht nach rechts und links.

# Schlaf im Alter

Neugeborene schlafen bis zu 16 Stunden, Erwachsene im Schnitt sieben bis acht Stunden. Ältere Menschen schlafen nachts häufig kürzer, auch das Ein- und Durchschlafen fällt schwerer. Am Tag holen sie das Versäumte jedoch in Form eines Mittagsschläfchens nach. So ist die Anzahl der Schlafstunden nur anders verteilt. Aber es gibt auch qualitative Veränderungen.

# Ursachen

In der zweiten Lebenshälfte ändern sich die Schlafmuster. Das Einschlafen kann länger dauern, und der Anteil des Tiefschlafs sinkt von ehemals 20 Prozent bei Jüngeren auf 5 Prozent bei Älteren. Männer sind früher von dieser Verkürzung des Tiefschlafs betroffen als Frauen. Auch das nächtliche Aufwachen setzt bei ihnen früher ein. Neben diesen natürlichen Veränderungen des Schlafmusters sind es Krankheiten, die den Schlaf beeinträchtigen. Dazu gehören Schmerzen (meistens der Gelenke), Polyneuropathie, koronare Herzkrankheit, Nieren- und Lebererkrankungen, Prostatabeschwerden, chronische Bronchial- und Lungenerkrankungen, Parkinson, Demenz und Depressionen. Auch das Schlafapnoe-Syndrom und das Restless-Legs-Syndrom nehmen im Alter zu und wirken störend auf den Schlaf. Ebenso kann die Einnahme von Medikamenten, die gerade Ältere oft benötigen, den Schlaf beeinflussen. Dazu gehören unter anderem bestimmte Blutdrucksenker und Diuretika.

## Lichtmangel

Augenerkrankungen wie Glaskörpertrübungen, Katarakte, Netzhauterkrankungen verhindern bei älteren Menschen, dass ausreichend Licht als Taktgeber für die innere Uhr ans Gehirn gesendet wird (siehe Kapitel 1). Hinzu kommt, dass sich Ältere weniger im Freien aufhalten und die Beleuchtung in den Wohnräumen oft schlecht ist. Zu wenig Tageslicht und trübes Kunstlicht schwächen die Funktion des Lichts als Zeitgeber ab. Studien in Altersheimen bewiesen diesen Lichtmangel. Mit helleren Aufenthaltsräumen konnte nicht nur der Schlaf-wach-Rhythmus verbessert werden, sondern auch die nächtliche Produktion des Schlafhormons Melatonin.

## Im Griff der Schlaftabletten

Über 1 Million Menschen sind in Deutschland von Schlafmitteln (Benzodiazepinen) abhängig. Frauen sind besonders betroffen: In der Altersgruppe über 70 Jahre sind es über 28 Prozent. Doch auch bei Männern steigt im Alter der Gebrauch von Schlaf- und Beruhigungsmitteln. Der Abbau von Medikamenten verläuft im Alter viel langsamer. Bestimmte Mittel (z. B. Diazepam) wirken drei- bis viermal länger als bei Jüngeren. Einige Arzneimittel gelten deshalb als möglicherweise ungeeignet für ältere Patienten. Sie wurden 2010 in der PRISCUS-Liste erfasst. Diese informiert über 83 in Deutschland erhältliche (verschreibungspflichtige und rezeptfreie) Wirkstoffe, die wegen ihrer Nebenwirkungen für ältere Menschen problematisch oder gänzlich ungeeignet sind. Mehr als jeder vierte Arzneistoff in der Liste gehört zur Gruppe der Schlaf- und Beruhigungsmittel. Sie bremsen das Gehirn aus und verringern die Muskeltätigkeit. Es besteht Sturzgefahr, die bei älteren Menschen ohnehin erhöht ist und schwere Knochenbrüche nach sich ziehen kann. Die einschlägigen Mittel beeinträchtigen auch die geistige Leistungsfähigkeit, führen zu Schwindel und Benommenheit. Hat man sich lange Zeit auf Schlafmittel verlassen, kann ein Absetzen zu unangenehmen Entzugserscheinungen und weiteren Schlafstörungen führen.

# Symptome

Man fühlt sich morgens nicht erholt, und am Tag überkommt einen Müdigkeit. Vielleicht beobachten Sie eine gesteigerte Schmerzempfindlichkeit, oder Sie frösteln schnell. Auch Kopfschmerzen, Antriebslosigkeit und/oder eine erhöhte Infektanfälligkeit können Zeichen für eine unzureichende Erholung in der Nacht sein. Schlafstörungen gehen mit Depressionen und Angststörungen einher. Sie begünstigen die Entstehung von Diabetes mellitus, Übergewicht und Bluthochdruck.

## Diagnose

Bei länger anhaltenden Schlafproblemen sprechen Sie mit Ihrem Hausarzt. Er kennt Ihre Krankengeschichte, mögliche Grunderkrankungen und Ihre Medikamente. Sollten Sie von Fachärzten zusätzliche Arzneien verordnet bekommen, besprechen Sie die gesamte Medikamentenliste mit Ihrem Arzt. Scheuen Sie sich nicht, Stimmungsschwankungen oder belastende persönliche Umstände anzusprechen. Eventuell wird Ihnen der Arzt den Essener Fragebogen »Alter und Schläfrigkeit« in die Hand drücken, wenn Sie eine vermehrte Tagesschläfrigkeit beobachten. Hilfreich für Sie und den Arzt ist auch die Führung eines Schlaftagebuchs über zwei Wochen (siehe Kapitel 1).

## Standardtherapie

Zunächst gilt es, alle Möglichkeiten der Schlafhygiene auszuschöpfen. Dazu gehören Regelmäßigkeit im Tagesablauf, leichte Kost am Abend, das passende Bettzeug und das ruhefördernde Schlafzimmer (siehe Kapitel 2). Wichtig sind auch die Temperatur und die optimale Luftfeuchtigkeit. Schlafmittel – ob frei verkäuflich oder verschreibungspflichtig – sollten nur in Ausnahmefällen das Mittel der Wahl sein, und dann nur niedrig dosiert. In einer schweren Lebensphase kann eine kurzfristige Einnahme vertretbar sein.

Gerade bei den verschreibungspflichtigen Benzodiazepinen raten Ärzte, sie maximal zwei bis vier Wochen einzunehmen, da sich schnell eine Abhängigkeit entwickeln kann. Bei einer neueren

Gruppe von Schlafmitteln, den sogenannten Z-Substanzen (Zolpidem, Zopiclon, Zaleplon), ist die Gefahr der Abhängigkeit weniger hoch. Dennoch sollten auch diese Mittel nur bei schweren chronischen Schlafstörungen zum Einsatz kommen. Alternativ raten Experten zu natürlichen Wirkstoffen wie Baldrian, Hopfen und Co. (siehe Kapitel 3) in Form von Tees oder Fertigpräparaten.

## Sonderfall Wechseljahre

Die Wechseljahre gehen nicht nur mit Hitzewallungen, Herzrasen oder Schwindel einher. Die hormonellen Veränderungen, die diese Lebensphase kennzeichnen, beeinträchtigen auch den Schlaf. Tagsüber sind Frauen dann erschöpft und weniger leistungsfähig. Auch die Konzentrationsfähigkeit leidet.

• Achten Sie in dieser Phase, die bis zu zehn Jahre dauern kann, auf eine **ausgewogene Ernährung** und reichlich **Bewegung** an der frischen Luft.

• Zusätzlich empfiehlt sich eine Mischung aus **Ausdauersport** zum Schutz für die Gefäße und **Kraftsport** für den Schutz der Knochen. Zug und Druck beim Sport werden über die Muskeln an die Knochen weitergegeben, die dadurch zur Bildung von knochenaufbauenden Zellen angeregt werden. So können Sie einer Osteoporose vorbeugen.

• Durch ihre hormonausgleichende Wirkung helfen pflanzliche Präparate aus **Traubensilberkerze, Mönchspfeffer** oder **Rotklee**. Wählen Sie wegen der standardisierten Wirkstoffkonzentration Fertigpräparate aus der Apotheke.

## LICHT STATT CHEMIE

Verbringen Sie mindestens 30 Minuten pro Tag im Freien bei Tageslicht. Natürliches Licht reguliert unseren Schlaf-wach-Rhythmus. Wenn im Winterhalbjahr Sonnenmangel die Stimmung trübt oder Sie in Ihrer Mobilität eingeschränkt sind, lohnt die Anschaffung einer Lichtdusche. Sie sollte eine möglichst große, gleichmäßig helle Leuchtfläche und eine Beleuchtungsstärke von mindestens 10 000 Lux haben. Auch die Farbe des Lichts ist wichtig. Tageslichtweiße Lampen kommen dem Sonnenlicht am nächsten. Ihre Farbtemperatur beträgt etwa 6500 Kelvin, das entspricht dem Tageslicht um 12 Uhr mittags. Am besten wirkt die Lichttherapie morgens zwischen 7 und 10 Uhr.

### Pflanzliche Mittel

• Bei Unruhe und Gedankenkreisen eignet sich ein **Tee aus Melisse, Passionsblume und Hopfen:** 50 Gramm Melissenblätter, 30 Gramm Hopfenzapfen und 20 Gramm Passionsblumenkraut mischen. Übergießen Sie 1 Esslöffel Teemischung mit 1 großen Tasse kochendem Wasser, 10 Minuten zugedeckt ziehen lassen, abseihen. 1 bis 2 Tassen ab Nachmittag trinken.

• Stimmungsschwankungen und depressive Verstimmungen kann man mit einem **Tee aus Johanniskraut** mildern: 85 Gramm Baldrianwurzel, 60 Gramm Johanniskraut und 25 Gramm Passionsblumenkraut mischen. Übergießen Sie 1 gehäuften Teelöffel mit 1 Tasse kochendem Wasser, 10 Minuten zugedeckt ziehen lassen, abseihen. 2 bis 3 Tassen trinken.

• **Zitrusaromaöle** vertreiben über die Duftrezeptoren depressive Verstimmungen. Dafür 3 bis 5 Tropfen, zum Beispiel Bergamotte (Citrus auranthium), in eine Schale mit heißem Wasser geben und in der Mitte des Raums aufstellen.

# Naturheilkunde

Die Veränderungen des Schlafbedürfnisses und der Schlafdauer sind auch im Alter von Person zu Person unterschiedlich. Denn nicht nur die Lebensjahre haben Einfluss auf das Schlafmuster, sondern auch persönliche Gewohnheiten, körperliche und geistige Aktivitäten, die Ernährung, die soziale Einbindung. Naturheilkundliche Anwendungen sind gerade bei Älteren gut geeignet, den Schlaf nachhaltig zu verbessern. In zertifizierten Kneipp-Seniorenheimen konnte mit unterschiedlichen Kneipp-Anwendungen (Waschungen, Wickel, Massagen) der Verbrauch von Schmerz- und Schlafmitteln deutlich gesenkt werden, und die Heimbewohner fühlten sich insgesamt zufriedener und besser, ergab eine Studie der Charité-Universitätsmedizin Berlin.

### *Nickerchen statt Mittagsschlaf*

*Viele ältere Menschen suchen Erholung bei einem Mittagsschlaf. Doch dies kann den nächtlichen Schlaf stören. Besser ist es, lediglich ein Nickerchen zu machen, das nicht länger als 15 bis 30 Minuten dauert. Wer tagsüber ruht, sollte abends später zu Bett gehen. Gehen Sie überhaupt nur dann schlafen, wenn Sie müde sind.*

## Wasseranwendungen

Kneipp-Anwendungen wirken sich nicht nur positiv auf Herz und Kreislauf aus, sie haben zudem eine beruhigende Wirkung. Auch das Immunsystem wird gestärkt, was für Ältere sehr wichtig ist.

• Für ältere Menschen kommen vor allem eine milde **Bauchwaschung** sowie **wechselwarme, warme und heiße Fußbäder** infrage (siehe Kapitel 5). Das heiße Fußbad (40 °C) zeigte in einer Studie bei vorwiegend an Demenz Erkrankten eine noch größere Wirkung auf die Schlafqualität als das warme Fußbad (36–38 °C) in der Kontrollgruppe. Schlafdauer und -effizienz nahmen zu; der Zeitraum bis zum Einschlafen veränderte sich jedoch nicht. Die Besserung trat verstärkt bei Teilnehmern auf, die als »schlechte« Schläfer (weniger als 320 Minuten Schlaf und geringe Effizienz) eingestuft waren.

- Sehr empfehlenswert ist ein **kaltes Armbad** (siehe Kapitel »Wasser wirkt Wunder«), das sich unter anderem beruhigend auf das Herz auswirkt.

- **Wickel und Güsse** (siehe Kapitel 5) sind eine gute Alternative zu Schlaftabletten.

- Besonders in den Wechseljahren sind viele Frauen von Einschlafstörungen geplagt. Probieren Sie zur Abhilfe **nasse Socken** (siehe »Naturheilkunde« in Kapitel »Zähneknirschen«). Die Füße müssen vor der Anwendung warm sein.

- Regelmäßiges **Saunieren** wirkt sich nachweislich günstig auf den Schlaf aus. Da ein Saunabesuch zunächst aber belebt, sollten Sie schon am Nachmittag oder frühen Abend saunieren.

## Pflanzliche Mittel

Die wichtigsten pflanzlichen Mittel zum Ein- und Durchschlafen sind **Baldrian, Hopfen, Melisse, Passionsblume** und **Lavendel** (siehe Kapitel 3). Ob als Tee, als Fertigarznei, als Mono- oder Kombinationspräparat – pflanzliche Mittel haben gegenüber chemischen einen wesentlichen Vorteil: Sie machen weder abhängig, noch beeinträchtigen sie die Leistungsfähigkeit am nächsten Tag. Gute Gründe, um auf Pflanzenkraft zu setzen, auch wenn sich die volle Wirkung erst nach etwa zwei Wochen entfaltet.

- Speziell für ältere Menschen, die zudem Herzprobleme haben, ist ein **Schlaftee mit Weißdornblüten** hilfreich. Lassen Sie sich in der Apotheke 20 Gramm Melissenblätter, 15 Gramm Weißdornblüten, 10 Gramm Baldrianwurzel und 10 Gramm Hopfenzapfen mischen. Übergießen Sie 2 Teelöffel davon mit 250 Milliliter kochendem Wasser, 5 Minuten ziehen lassen, abseihen. Mit etwas Honig süßen und eine halbe Stunde vor dem Schlafengehen trinken. Wenn Sie nachts häufig munter werden, können Sie 2 Tassen vorbereiten. Die zweite Tasse ohne Honig in eine Thermosflasche geben und nachts davon trinken, wenn Sie nicht wieder einschlafen können.

• Eine Altersdepression kann ebenfalls Schlafstörungen verursachen oder verstärken. Hier ist eine **Teemischung mit Johanniskraut** angebracht: Je 20 Gramm Johanniskraut und Orangenblüten, je 10 Gramm Melissenblätter, Passionsblumenkraut und Lavendelblüten in der Apotheke mischen lassen. Übergießen Sie 2 Teelöffel davon mit 250 Milliliter kochendem Wasser, 10 Minuten ziehen lassen, abseihen und mit Honig süßen. Morgens und abends trinken.

• **Bienenwachsauflagen** (Apotheke) sind nicht nur im Erkältungsfall und bei Schmerzen hilfreich, sondern auch eine gute Schlafhilfe. Sie können sie so lange nutzen, bis der Bienenwachsgeruch verflogen ist (etwa 50-mal). Die Auflage einfach entweder mit dem Föhn erwärmen oder ein paar Minuten auf eine heiße Wärmflasche legen. Gehen Sie ins Bett und legen Sie sich den warmen Wickel auf die Brust.

## Anthroposophie

• Bei Nervosität ist **Calmedoron**® (Weleda) mit den Heilpflanzenauszügen aus Hafer, Hopfen, Passionsblume sowie Baldrian eine gute Einschlafhilfe. Nehmen Sie 15 Streukügelchen vor dem Schlafengehen ein.

• **Hafer, Baldrian, Phosphor** und **Schwefel** sind Bestandteile von **Avena comp. Globuli velati** (Wala). Nehmen Sie vor dem Schlafengehen 10 bis 15 Streukügelchen ein.

- Ein Mittel, das neben den Bestandteilen von Cardiodoron auch den Faktor Herzschwäche berücksichtigt und zusätzlich Weißdorn enthält, ist **Crataegus comp. Dilution** (Tropfen von Weleda). Weißdorn wirkt sich positiv auf die Stärkung des Herzens aus. Nehmen Sie 3- bis 4-mal täglich 15 bis 20 Tropfen ein.

### Alkoholfreies Bier und Wärmflasche

*Ein Glas alkoholfreies Bier als Einschlafmittel ist erlaubt. Der darin enthaltene Hopfen wirkt beruhigend. Männer im fortgeschrittenen Alter sollten jedoch wegen der im Bier enthaltenen Östrogene (weibliche Hormone) und deren Einfluss auf eine mögliche Prostatavergrößerung von übermäßigem Biergenuss absehen. Völlig ohne Bedenken und sooft Sie wollen, können Sie die heiße Wärmflasche als Einschlafhilfe benutzen. Sie kann gerade auch im Nackenbereich angewendet werden und dort Verspannungen lösen. Dies wirkt sich dann schlaffördernd aus.*

## Homöopathie

Der **Graue Amber** (Ambra grisea) ist ein homöopathisches Mittel, das bei Schlafstörungen im Alter (auch in Zusammenhang mit Gedächtnisproblemen) und Angstzuständen helfen kann. Es kann zur Stabilisierung des seelischen Gleichgewichts beitragen. Bei Schlafstörungen abends von Ambra D6 5 Globuli einnehmen. Unter den Komplexmitteln sind die Tropfen **Dormi Gastreu® S R14** (Dr. Reckeweg) für ältere Menschen empfehlenswert. Nehmen Sie 1- bis 3-mal täglich 5 Tropfen, bei Besserung reduzieren Sie die Einnahme und probieren dann, ob Sie ganz ohne Mittel auskommen.

# Heilmittel aus aller Welt

Yoga, Tai-Chi und Qigong sind nachweislich geeignet, Schlaf-störungen, Ängste und depressive Verstimmungen günstig zu beeinflussen. Sie kombinieren langsame Bewegung mit bewusster Atmung. Gerade für ältere Menschen, die körperlich nicht mehr so leistungsfähig sind, bieten diese Bewegungs- und Entspannungs-techniken eine gute Möglichkeit, die körperliche und geistige Fitness zu trainieren.

• Eine einfache **Einschlaf-Yoga-Übung:** Legen Sie sich im Bett auf den Rücken und umfassen Sie Ihren Hinterkopf mit den Hän-den. Streichen Sie nun mit den Händen den Nacken und den Hals entlang. Legen Sie die Hände dann entspannt neben den Körper, die Handflächen zeigen nach oben. Ihre Beine sind gestreckt und leicht geöffnet, die Fußspitzen zeigen nach außen. Schließen Sie die Augen und konzentrieren Sie sich nacheinander auf jeden einzel-nen Teil Ihres Körpers. Versuchen Sie, den jeweiligen Körperteil zu entspannen und warm und schwer werden zu lassen. Atmen Sie bewusst ruhig und tief in den Bauch. Störende Gedanken nehmen Sie wahr, lassen sie aber ohne Wertung vorüberziehen. Stellen Sie sich am Ende der Übung eine Treppe mit zehn Stufen vor und ge-hen Sie diese ganz langsam hinunter. Mit jeder Stufe nimmt die Ruhe und Entspannung in Ihrem Körper zu.

• **Tagara** (Valeriana wallichii) ist der indische Baldrian. Er wächst in den Hochlagen des Himalaja und wird in der ayurvedischen Medizin bei Schlafstörungen eingesetzt. Wie beim heimischen Baldrian wird die Wurzel verwendet. Tagara wirkt beruhigend und schlaffördernd. Empfohlen wird 2-mal täglich 1 Kapsel.

• Die abendliche **Massage der Fußgewölbe** am Punkt Ni 1 ist ein Tipp aus der TCM. Idealerweise gönnen Sie sich zuvor ein warmes Fußbad. Der Punkt befindet sich in der Mitte der Fußgewölbe. Massieren Sie mit den Daumenkuppen jeweils 90-mal. Die Massage wirkt angstlösend, beruhigt den Geist, reguliert die Leberfunktion, stärkt den Magen und verhilft so zu ruhigem Schlaf.

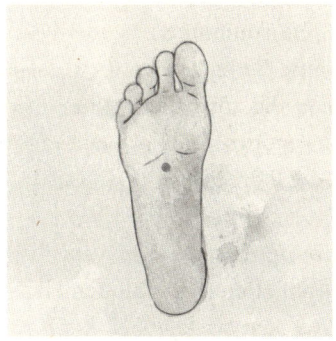

### *Ich muss nicht schlafen*

*Wenn Sie im Bett liegen und sich unter Druck setzen, dass Sie schnell einschlafen müssen, um nicht am nächsten Morgen gerädert aufzustehen, steuern Sie mit dem folgenden einfachen Trick dagegen. Wiederholen Sie wie ein Mantra: »Ich muss nicht schlafen.« Damit überlisten Sie Ihre eigene Erwartungshaltung und können stressfrei einschlafen.*

## Entspannung

● Es ist nie zu spät, regelmäßig Entspannungstechniken in den Alltag einzubauen. Viele Anregungen dazu finden Sie in Kapitel 2. Besonders wirkungsvoll bei Schlafstörungen älterer Menschen sind Meditation und Achtsamkeitsübungen. Sie fließen ein in das **MBSR-Konzept** (Mindfulness-Based Stress Reduction), das in den 1970er-Jahren von Prof. Jon Kabat-Zinn zur Stressreduktion entwickelt wurde und verschiedene Elemente miteinander kombiniert.

Ein Trainingsprogramm, das auch die Schlafqualität deutlich verbessert. So konnte nachgewiesen werden, dass die Übungen bei Älteren ähnlich gut wirken wie pharmakologische Mittel. Der Sinn besteht darin, die Aufmerksamkeit auf die Atmung, die Körperfunktionen, den augenblicklichen Zustand zu verlagern, ohne zu bewerten. Schweifen die Gedanken ab, gilt es, sich immer wieder auf den Ausgangspunkt zu fokussieren. Bei allen Übungen spielt der Atem eine entscheidende Rolle, um die Aufmerksamkeit im Jetzt zu verankern. Verschiedene Krankenkassen bezuschussen solche Kurse.

- Probieren Sie abends **visuelle Meditation.** Konzentrieren Sie sich auf einen beliebigen Gegenstand (Vase, Bild). Stellen Sie ihn in Augenhöhe in etwa einem Meter Entfernung vor sich hin. Betrachten Sie ihn 7 bis 10 Sekunden lang. Lassen Sie dann den Blick schweifen und sehen Sie erneut hin. Diese Übung 5 Minuten lang mehrmals wiederholen. Danach die Augen schließen und ein paarmal tief ein- und ausatmen.

- Natürliche Einschlafhilfen für ältere Menschen sind auch für die Forschung von Interesse. Wissenschaftler nahmen dabei die **Musik** ins Visier. Der deutsche Professor Hans-Joachim Trappe konnte nachweisen, dass vor allem Musik von Bach, Händel, Mozart, Corelli, Albinoni und Tartini den Blutdruck senkt und beruhigend auf das vegetative Nervensystem wirkt. In einer asiatischen Studie hörten Studienteilnehmer Entspannungsmusik (auch indische Raga-Musik) nach persönlichem Geschmack regelmäßig 30 bis 45 Minuten vor dem Schlafengehen. Die Schlafqualität nahm deutlich zu.

- **Haarebürsten** fördert die Durchblutung der Kopfhaut und macht den Kopf frei. Der mechanische Reiz wirkt auf das vegetative Nervensystem und stimuliert den Parasympathikus, den entspannungsverantwortlichen Nerv. Ganz nebenbei stimulieren Sie etliche Meridiane in diesem Bereich (siehe »Akupressur« in Kapitel »Einschlaf- und Durchschlafstörungen«; Gb 20) und sorgen so für einen besseren Energiefluss. Es müssen nicht die berühmten 100 Bürstenstriche sein, aber Sie sollten sich schon ein wenig Zeit gönnen. Wichtig ist, kopfüber zu bürsten und im Nacken zu beginnen. Dann kommen nacheinander rechte und linke Kopfseite.

## Ernährung

- Essen Sie **nicht zu spät**, im Idealfall zwischen 18 und 19 Uhr. Aber auch nicht zu früh, damit Sie nachts nicht durch Hungergefühle wach werden. Das Abendessen sollte leicht verdaulich sein. Am besten ist ein warmes Süppchen.
- Eine **ballaststoffreiche Ernährung** mit wenig gesättigten Fetten und Zucker verhilft zu einer besseren Tiefschlafphase, wie eine Studie nachwies. Also vor allem morgens und mittags Gemüse, Hülsenfrüchte und Vollkornprodukte auf den Speiseplan setzen.
- **Trinken** Sie tagsüber reichlich und auch dann, wenn Sie keinen Durst empfinden. Das ist wichtig, da im Alter das natürliche Durstgefühl nachlässt. Die abendliche Trinkmenge sollten Sie beschränken, denn nächtlicher Harndrang ist vor allem im Alter ein Problem.
- Falls Sie nach einem Toilettengang nachts häufig nicht mehr einschlafen können, stellen Sie sich eine Thermoskanne **Schlaftee mit Weißdornblüten** bereit (siehe weiter oben).
- Als Einschlafhilfe können Sie **Walnüsse, Cashews oder Mandeln** knabbern. Sie enthalten schlafförderndes Tryptophan.
- Trinken Sie abends **Mandelmilch,** die Sie mit schlaffördernden Gewürzen (z. B. Muskat, Zimt, Kardamom) angereichert haben. Mandelmilch können Sie ganz leicht selbst herstellen (siehe Infokasten).
- Die traditionelle chinesische Medizin empfiehlt **Weizenkörnertee** (siehe Infokasten) für den guten Schlaf am Abend und den Energiekick am Morgen. Weizen zählt in der TCM, welche die Lebensmittel unter anderem nach ihren thermischen Eigenschaften –

kalt, kühlend, wärmend, heiß oder neutral – beurteilt, zu den küh-
lenden Lebensmitteln. Da Schlafstörungen nach Auffassung der
TCM mit zu großer Hitze der Leber einhergehen, wird der TCM-
Arzt zu Lebensmitteln raten, die einen kühlenden Effekt haben.

• Neben Weizen wirken saure Lebensmittel und auch die meisten
Gemüse sowie Früchte- und Kräutertees kühlend.

### MANDELMILCH SELBST HERSTELLEN

Mandeln sind Kraftpakete mit wertvollen ungesättigten Fettsäuren,
Spurenelementen und Mineralstoffen wie Magnesium, Kalzium und
Kupfer. Ganz nebenbei enthalten sie reichlich schlafförderndes
Tryptophan. Und so geht's:

1. Bedecken Sie morgens etwa 200 Gramm Mandeln in einer
   Schüssel mit kaltem Wasser. Die Mandeln 8 bis 10 Stunden
   quellen lassen. Dann das Wasser abgießen.
2. Geben Sie die Mandeln mit 1 Liter gekochtem und leicht abge-
   kühltem Wasser in den Standmixer und pürieren Sie die Mandel-
   Wasser-Mischung, bis eine weiße, homogene Flüssigkeit entsteht.
3. Legen Sie ein Stofftuch in ein Sieb und gießen Sie die Mandelmilch hinein. Gut abtropfen lassen und auspressen. Eventuell
   mit Honig süßen. Die ausgepressten Reste für ein Müsli oder für
   Süßspeisen verwenden.

### WEIZEN FÜR TEE UND MÜSLI

Lassen Sie 200 Milliliter Wasser mit 2 Esslöffel Weizenkörnern in
einem Topf etwa 20 Minuten köcheln. Die Brühe in eine Tasse abgießen, abkühlen lassen und etwa 30 Minuten vor dem Schlafengehen
trinken. Die gekochten Weizenkörner können Sie am nächsten Morgen in ein stärkendes Müsli mischen.

# Schwangerschaft und Stillzeit

Ein Baby stellt die Nächte seiner Eltern auf den Kopf. Das beginnt bei der Mutter in der Schwangerschaft mit Müdigkeit durch die vermehrte Progesteronproduktion und setzt sich mit wachsendem Bauch mit Schlafproblemen fort. Es wird immer schwieriger, eine entspannte Position zu finden. Ist das Kind dann auf der Welt, verändert sich das Schlafverhalten der Mutter. Denn jetzt macht der Nachwuchs die Nacht zum Tag, und das Stillen erfordert neue Kräfte.

## Mütter schlafen nicht tief

Am Ende der Schwangerschaft und in der Stillzeit sorgt das Hormon Prolaktin für Schlafveränderungen. Mütter fallen nicht mehr so tief in den Schlaf, können dafür aber leichter aufstehen und danach wieder einschlafen. Hat das Baby seinen festen Platz in der Familie eingenommen, wird für die frischgebackenen Mütter noch einmal alles anders. Denn die Natur gab ihnen einen Schutzinstinkt mit auf den Weg, der dafür sorgt, dass Babys selbst dann gut behütet sind, wenn ihre Mütter schlafen. Der sogenannte Ammenschlaf basiert auf der Tatsache, dass eine schlafende Mutter sämtliche Geräusche um sich herum ausblenden kann und so manchen Lärm oder andere Störungen gar nicht bemerkt. Wenn aber das Baby im Nebenzimmer nur einen kurzen Schrei von sich gibt, ist sie sofort hellwach.

Häufig erwachen Mütter in unregelmäßigen Abständen auch einfach so, nur, um nach dem Rechten zu sehen. Als die Menschen noch in Höhlen lebten, war das sinnvoll, denn Gefahren lauerten rund um die Uhr. Also musste aus Schutzgründen stets ein Erwachsener zur Stelle sein, wenn das völlig hilflose Baby bedroht war.

# Babys ohne festen Rhythmus

Je kleiner die Kinder sind, desto mehr schlafen sie. Neugeborene verbringen bis zu 16 Stunden schlafend und halten sich – meist zum Leidwesen ihrer Eltern – kaum an den Tag-Nacht-Rhythmus der Erwachsenen. Deshalb sind die ersten Monate in jungen Familien häufig von Schlafmangel geprägt. Wollen Mama und Papa endlich schlummern, ist das Baby putzmunter, hat Hunger oder sucht Nähe. Um die richtige Schlafdosis für ihren Nachwuchs müssen Eltern sich keine großen Gedanken machen. Babys holen sich den Schlaf, den sie brauchen. Ist das mal nicht möglich, reagieren sie quengelig – bis sie auch unter widrigen Umständen einfach einschlafen. Erst zum Schulanfang mit fünf oder sechs Jahren haben kleine Menschen sich im Durchschnitt ans Schlafen bei Nacht gewöhnt.

### *Junge Mütter brauchen Schlaf*

*Schlafmangel kann dramatische Folgen haben. Nicht nur körperlich geraten Mütter, die ihr Baby rund um die Uhr allein betreuen, an ihre Grenzen. Auch die Seele leidet, wenn das Kind scheinbar ohne Grund brüllt und die Mama nicht mehr zur Ruhe kommt. Aus Verzweiflung kann dann Wut werden. Die Mutter-Kind-Beziehung gerät in Gefahr. Scheuen Sie sich deshalb nicht, andere um Hilfe zu bitten. Der Partner steht mit in der Verantwortung und sollte sich nicht zurückziehen. Vielleicht gönnen Sie sich als Paar abwechselnd Ausschlaftage und Durchschlafnächte? Oder Sie nutzen Babys Mittagsschlaf, um sich selbst hinzulegen. Auch die Familie oder Freunde können ein Baby beaufsichtigen, damit die Mutter ein paar Stunden schlafen kann. Ist all das nicht möglich, sollte man professionelle Hilfe in Anspruch nehmen.*

## Es kommt auf die Qualität an

Statistiken zufolge steckt etwa ein Drittel der Eltern den Schlaf-
entzug gut weg. Das liegt möglicherweise daran, dass es beim Schlaf
nicht auf die Dauer, sondern auf die Qualität ankommt. Wer die
Tiefschlafphase zumindest hin und wieder erreicht, fühlt sich nicht
so stark beeinträchtigt. Ein weiteres Drittel empfindet die erste Zeit
mit dem Kind nur als leicht problematisch; der Rest leidet massiv.
Das kann zu Burn-out oder einer chronischen Schlafstörung
führen. Wie hart es ein Paar trifft, hängt von verschiedenen Faktoren ab. Die Gene spielen ebenso eine Rolle wie die Qualität der
Partnerschaft, die soziale Situation und das Baby selbst. Es gibt
Kinder mit langen Schreiphasen, die kaum zu beruhigen sind, und
andere, die sich vergleichsweise schnell anpassen.

# Jetlag – Leben mit der verschobenen Zeit

Mit dem Flugzeug bewältigen wir binnen kürzester Zeit riesige
Entfernungen und landen in ganz anderen Zeitzonen. Regelmäßig
davon betroffen ist das Flugpersonal. Doch viele von uns sind auch
beruflich auf Langstreckenflügen unterwegs. Ein Problem haben
alle: Unsere biologische Uhr kommt dabei nicht so schnell mit. Die
Folgen machen manchem teilweise erheblich zu schaffen.

## Ursachen

Sobald unser Schlaf-wach-Rhythmus deutlich gestört wird, führt
das zu zahlreichen Veränderungen in allen Systemen. Der Stoffwechsel kommt genauso durcheinander wie die Verdauung oder

das Herz-Kreislauf-System. Entsprechend spüren wir körperliche Symptome. Auch das Gehirn hat so seine Probleme. Eine Rolle spielt das Alter. Jüngeren Menschen fällt eine Zeitumstellung leichter als älteren.

## Symptome

Müdigkeit, Konzentrationsprobleme, Erschöpfung, Kopfschmerzen und Abgeschlagenheit sind die häufigsten Symptome eines Jetlags. Je nachdem, in welche Richtung man reist, sind sie mehr oder weniger ausgeprägt. Fliegt man nach Osten, fällt es dem Körper schwerer, sich auf den neuen, verkürzten Rhythmus einzustellen, als bei einem Flug nach Westen. Bei einem Flug Richtung USA gewinnen wir sozusagen Zeit, die Nacht oder der Tag wird länger. Damit kommt der Organismus besser zurecht als umgekehrt. Abhängig von der Anzahl der verlorenen oder gewonnenen Stunden gibt es Möglichkeiten, dem Körper die Umstellung zu erleichtern.

## Vor dem Flug

Stimmen Sie einige Tage vor der Reise Ihren biologischen Rhythmus schon auf die Zeit am Zielort ein. Erfolgt der Flug Richtung Westen, gehen Sie ein bis zwei Stunden später schlafen. Bei einem Reiseziel Richtung Osten sollten Sie den Wecker entsprechend früher stellen. Diese kleinen Verschiebungen toleriert der Körper ohne Probleme. Sind Sie allerdings für eine Geschäftsreise nur ein oder zwei Tage unterwegs, behalten Sie vor dem Flug Ihren gewohnten Rhythmus bei.

# Im Flieger

Stellen Sie die Uhr auf die Zeit des Ziellandes um. Mit diesem Trick können Sie sich mental schon mal auf den neuen Zeitrhythmus einstimmen. Bei einer Reise gen Westen ist es besser, tagsüber zu fliegen. Machen Sie ein kleines Nickerchen, um für den verlängerten Abend fit zu sein. Bei Flügen nach Osten ist ein Nachtflug günstiger. Versuchen Sie dabei zu schlafen, aber nicht zu viel. Sonst sind Sie am Zielort, wo die Nacht früher beginnt, nicht müde genug.

Nehmen Sie Nackenkissen, Ohrstöpsel und eine Augenbinde mit, damit Sie schlafen können, selbst wenn es im Flieger hell oder laut ist. Verzichten Sie auf Alkohol, er trocknet den Körper aus und verzögert die Umstellung des Körpers auf die neue Zeitzone.

# Am Reiseziel

Versuchen Sie, sich an den Rhythmus der neuen Zeitzone anzupassen. Das Tageslicht als Taktgeber hilft Ihnen dabei, wenn Sie sich viel draußen aufhalten. Meiden Sie jedoch größere körperliche Anstrengungen. Planen Sie für die ersten Tage Aktivitäten, die aufregend genug sind, um Sie wach zu halten. Gehen Sie erst ins Bett, wenn es dunkel ist. Die Regelmäßigkeit beim Essen, Schlafen, bei Bewegung und Entspannung unterstützt Sie beim Ankommen in der ungewohnten Zeitzone. Ein Nickerchen tagsüber sollten Sie sich nur bei sehr großer Müdigkeit, nur mit Wecker und maximal eine halbe Stunde gönnen!

# Hilfe im Akutfall

Eine Zeitumstellung hat es in sich. Kommen noch ungewohntes Essen, fremde Geräusche, Hitze oder feuchte Luft dazu, hat der Körper zusätzlichen Stress zu bewältigen. Bestücken Sie deshalb Ihre Reiseapotheke mit Bachblüten und homöopathischen Mitteln.

## Bachblüten

Die folgenden Bachblüten können Ihnen helfen, mit den neuen Gegebenheiten klarzukommen.

- **Rescue-Tropfen** (Notfalltropfen): als akute Maßnahme bei sehr starker emotionaler Beanspruchung.
- **Scleranthus** (Einjähriger Knäuel): Die klassische Jetlag-Essenz hilft der inneren Uhr, die Schwankungen zwischen der alten und der neuen Zeitzone auszugleichen.
- **Walnut** (Walnuss): Diese Bachblüte ist angezeigt, wenn wir Probleme haben, uns auf neue Gegebenheiten einzustellen, beispielsweise auf einen veränderten Tag-Nacht-Rhythmus.

## Homöopathie

Bei Fernreisen ist man oft großen Temperaturunterschieden ausgesetzt, die den Körper anstrengen und ihm nachts den Schlaf rauben. **Gelsemium D3** kann unterstützend helfen. Nehmen Sie 3-mal täglich 5 Globuli. Bei Schlafmangel und Reisekrankheit allgemein hilft **Cocculus D6**. Beginnen Sie mit der Einnahme bereits 3 Tage vor der Reise und nehmen Sie 3-mal täglich 5 Globuli.

# 10 goldene Regeln zum
# Ein- und Durchschlafen

Eigentlich geht es ja immer ums Einschlafen, ob beim Zubettgehen oder nach einem Erwachen mitten in der Nacht. Das Problem bleibt das gleiche: zur Ruhe kommen. Um besser einschlafen zu können, hilft schon mal ein entspannter Abend. Doch es gibt zahlreiche Tricks und Tipps, wie man sich das Ein- und Durchschlafen erleichtern kann.

## Hausarbeit mit Achtsamkeit

Wer familiär oder beruflich sehr eingespannt ist, meint oft, kaum Ruhe zu finden. Doch selbst Tätigkeiten wie Bügeln oder Wäschezusammenlegen können helfen, den Schalter umzulegen, wenn man sich voll darauf konzentriert. Machen Sie daraus eine Achtsamkeitsübung.

## Feierabendspaß

Je nach Zeitbudget sollten Sie den Feierabend mit Dingen verbringen, die Ihnen Spaß machen. Lesen, Handarbeit oder regelmäßige Aktivitäten außer Haus wie Tanzen, Wandern oder Singen im Chor sind wunderbare Möglichkeiten, den Schalter umzulegen.

## Den Kopf frei machen

Ein Abendspaziergang ist eine gute Vorbereitung auf den Schlaf: Sie bewegen sich an der frischen Luft, die Lungen bekommen eine Extraportion Sauerstoff und der Kopf wird frei. Außerdem wird die Verdauung unterstützt.

## Ich muss nicht einschlafen

Ein hilfreicher Trick, der Ihnen die Angst nimmt, nicht einschlafen zu können: Wiederholen Sie den Satz »Ich muss nicht schlafen« wie ein Mantra. Damit überlisten Sie Ihre eigene Erwartungshaltung und können stressfrei einschlafen. Dasselbe können Sie praktizieren, wenn Sie nachts munter werden und nicht wieder einschlafen können.

## Beruhigendes Säckchen

Ein Duftsäckchen mit Lavendel oder Rose auf dem Kopfkissen wirkt beruhigend, harmonisierend und schlaffördernd. Sie brauchen dafür ein dünnes Stoff- oder Gazesäckchen (etwa 10 × 20 cm). Befüllen Sie es gut zur Hälfte mit den Blüten und nähen Sie den Stoffbeutel zu.

## Raus aus dem Netzwerk

Eine Untersuchung der Universität Pittsburgh zeigte, dass die Nutzung von Facebook, Twitter und Co. zu Schlafstörungen führt – vor allem, wenn man nicht nur liest, sondern auch kommentiert. 30 Prozent der regelmäßigen Netzwerknutzer hatten teils starke

Schlafschwierigkeiten. Wer seine Konten in besonders kurzen Abständen besucht, leidet dreimal häufiger unter Schlafproblemen als jemand, der sich nur selten damit beschäftigt. Meiden Sie soziale Netzwerke vor dem Schlafengehen.

## Bitte nicht rechnen

Der Blick auf die Uhr kann einen ganz schön fertigmachen. Vor allem, wenn Sie anfangen zu rechnen, wie lange Sie schon wach liegen. Meiden Sie jeden Blick auf den Wecker und verordnen Sie sich einen Gedankenstopp, wenn Sie anfangen, die Stunden zu zählen.

## Schlummertrunk mit Mehrwert

Ist an der heißen Milch mit Honig als Schlummerhilfe was dran? Ja, denn Milch enthält müde machendes Tryptophan. Es wirkt am besten in Verbindung mit Kohlenhydraten (Honig). Einen noch höheren Tryptophangehalt erreichen Sie mit Mandelmilch. Sie können sie selbst zubereiten (siehe »Heilmittel aus aller Welt« in Kapitel »Einschlaf- und Durchschlafstörungen«) oder fertig kaufen. Der schlaffördernde Effekt wird durch je 1 Prise Muskat, Kardamom und Zimt verstärkt.

## Aufstehen

Wenn Sie merken, dass Sie länger als eine Viertelstunde wach liegen, stehen Sie einfach auf. Tun Sie zehn Minuten lang etwas, das Sie ein bisschen (aber nicht zu viel) fordert. Legen Sie ein Puzzle, stricken Sie oder schreiben Sie etwas auf. Der Körper merkt dann, wie müde er eigentlich ist. Wichtig: Beschäftigen Sie sich nicht mit Ihrem Handy und gucken Sie auch nicht fern. Das macht eher munter als müde.

## Sich selbst gut zureden

Reden Sie sich selbst gut zu, wenn Sie Gedanken nicht loswerden. Sätze wie »Alles ist gut«, »Ich schaffe das« sind hilfreich. Wichtig: Nutzen Sie positive Sätze und vermeiden Sie Verneinungen wie »Ich bin nicht panisch«. Nur so kann das Unterbewusste die Botschaft richtig aufnehmen.

# Spezielle Schlafräuber

Schichtarbeit, Schmerzen beim Liegen, eine heftige Erkältung oder die Pflege eines Angehörigen – das alles sind Umstände, die den Schlaf zum Teil schwer beeinträchtigen. Manche Probleme stören den Schlaf-wach-Rhythmus nur kurzfristig, andere währen Jahre. Wer Schicht arbeitet, als Personal häufig auf Langstreckenflügen unterwegs ist oder einen Angehörigen pflegt, weiß ein Lied davon zu singen. Deshalb finden Sie hier meine speziellen Tipps für spezielle Schlafräuber.

## Kopfschmerzen

Etwa drei Viertel aller Patienten mit Kopfschmerzen leiden auch unter Schlafstörungen, und umgekehrt führt schlechter Schlaf häufig zu morgendlichen Kopfschmerzen. Es gibt mehr als 200 verschiedene Formen von Kopfschmerz. Ungefähr 90 Prozent aller Kopfschmerzerkrankungen gehen jedoch auf das Konto von Spannungskopfschmerz und Migräne.

## Ursachen

Häufige Auslöser für Spannungskopfschmerzen sind Stress, Muskelverspannungen durch Fehlhaltungen, Hunger, Durst oder Schlafmangel. Auch Erkrankungen wie beispielsweise eine Erkältung führen häufig zu Kopfschmerzen. Bei einer Migräne können Stress, ein gestörter Schlaf-wach-Rhythmus, hormonelle Einflüsse, aber auch Wetterwechsel, Alkohol oder bestimmte Stoffe in

Lebensmitteln Auslöser sein. Lassen Sie wiederkehrende Attacken von Kopfschmerzen oder Migräne durch Ihren Arzt abklären, um organische Ursachen auszuschließen.

## Symptome

Die Beschwerden beim Spannungskopfschmerz beginnen meist am Morgen als dumpfer drückender Schmerz, der sich wie ein Ring um Stirn, Schläfen und Hinterkopf legt. Die Schmerzen erreichen üblicherweise am Nachmittag ihren Höhepunkt und halten selten länger als einen Tag an.

Bei einer Migräne handelt es sich um eine komplexe neurologische Erkrankung, die verschiedene Gehirnteile betrifft und über das vegetative Nervensystem Symptome im ganzen Körper hervorruft: Übelkeit, Schwindel, Licht- und Geräuschempfindlichkeit sowie heftige Schmerzen in einer Kopfhälfte sind die häufigsten. Bei 10 bis 15 Prozent der Patienten tritt vor dem Migräneanfall eine sogenannte Aura auf: Augenflimmern, Missempfindungen der Haut, Lähmungen, Schweißausbrüche oder Erbrechen. Ein Migräneanfall kann Stunden oder Tage dauern. Häufig verschlimmern sich die Beschwerden bei körperlicher oder geistiger Anstrengung.

## Vorbeugung

Versuchen Sie herauszufinden, in welcher Situation die Kopfschmerzen auftreten. Dabei kann Ihnen das Führen eines Kopfschmerztagebuchs helfen. So lernen Sie, die Signale Ihres Körpers zu deuten, und können gegensteuern. Achten Sie auf einen geregelten Tagesablauf, reichlich Bewegung an der frischen Luft und ausreichend Schlaf. Werden Sie aktiv gegen den Schmerz mit den folgenden naturheilkundlichen Empfehlungen.

## Entspannung

- Ein gleichmäßiger **Tagesrhythmus** (feste Schlaf- und Wachzeiten auch am Wochenende) hilft, die Häufigkeit von Kopfschmerzen und Migräne zu verringern.
- Entspannungsmethoden wie **autogenes Training, Meditation, progressive Muskelentspannung** oder **Yoga** sind geeignet, die Häufigkeit von Kopfschmerzen und Migräne zu reduzieren. Am besten erlernt man die Grundtechnik in einem Kurs.
- **Atemübungen** entspannen Körper und Geist und helfen, Stress abzubauen. Anregungen dazu finden Sie in den Kapiteln 2 und 3.

## Verbesserung der Durchblutung

Wasseranwendungen fördern die Durchblutung. Stellen Sie sich ein Programm aus den folgenden Anwendungen zusammen, das Sie mehrmals in der Woche durchführen.

- Ein **kalter Gesichtsguss** (siehe »Wasseranwendungen« in Kapitel »Zähneknirschen«.) fördert die Durchblutung der Haut, schenkt ein frisches Aussehen und wird deshalb Schönheitsguss genannt. Auch als Muntermacher morgens oder zwischendurch geeignet.
- **Wechselduschen:** Das warme Wasser hat 36 bis 38 °C, das kalte maximal 18 °C (je kälter, desto besser). Beginnen Sie mit der warmen Dusche, sodass Ihr Körper gut erwärmt ist. Dann 10 Sekunden kalt duschen. Wichtig: Beginnen Sie herzfern, also am rechten Fuß außen, dann linkes Bein, rechter Arm, linker Arm, anschließend erst den Rumpf und dann den Rücken kurz abduschen.

Wiederholen Sie den Wechsel. Die Temperaturunterschiede des Wassers verursachen eine intensive Durchblutung der Haut und fördern den Stressabbau.

- **Wassertreten** (siehe Kapitel 5) ist eine der einfachsten Kneipp-Übungen. Führen Sie es mehrmals pro Woche durch.
- Regelmäßiges **Saunieren** fördert ebenfalls die Durchblutung und baut Stress ab.
- Morgendliches **Trockenbürsten** macht munter, denn die Bürstenmassage fördert die Durchblutung. Sie benötigen dafür nur 2 bis 3 Minuten. Verwenden Sie eine nicht zu harte Bürste. Bürsten Sie die Haut mit langen Strichen von herzfern bis herznah (wie beim Wechselduschen, siehe oben) und leichtem Druck. Stark behaarte Stellen und Brustwarzen aussparen.
- Gönnen Sie sich gelegentlich ein **Luftbad.** Öffnen Sie das Fenster weit und stellen Sie sich nackt oder nur sehr leicht bekleidet in die frische Luft. Sie können ein erstes und zweites Frösteln an Ihrem Körper beobachten. Das zweite Frösteln ist das Signal zum Beenden des Luftbads. Mit zunehmendem Training verlängern Sie die Dauer.

### LEBENSMITTEL UND MIGRÄNE

Achten Sie auf eine ausreichende Flüssigkeitszufuhr. Außerdem können bestimmte Lebensmittel eine Migräne begünstigen. Im Verdacht stehen unter anderem Alkohol (insbesondere Sekt), Milch, Käse, geräucherte Wurst- und Fleischwaren sowie Räucherfisch. Beobachten Sie deshalb genau die Reaktionen Ihres Körpers. Ein Kopfschmerztagebuch hilft dabei. Hören Sie bei einem beginnenden Migräneanfall auf zu essen. Achten Sie auf eine gute Verdauung.

# Lockerung der Muskulatur

- Verspannungen im Nacken- und Schulterbereich können Kopfschmerzen auslösen, umgekehrt können Kopfschmerzen zu Verspannungen in diesem Bereich führen. Achten Sie daher auf eine gute **Körperhaltung,** die Nacken und Schultern entspannt. Lassen Sie die Schultern locker und ziehen Sie sie nicht hoch.
- **Massieren** Sie zwischendurch Ihren Nacken. Legen Sie dafür Zeige- und Mittelfinger beider Hände so in den Nacken, dass sie sich nah am Schädelknochen, aber trotzdem noch im Bereich der Muskulatur befinden. Massieren Sie entlang der Schädelbasis in kleinen Kreisbewegungen von außen nach innen. Wenn sich die Finger treffen, streichen Sie an der Halswirbelsäule entlang abwärts. Wiederholen Sie die Massage 4-mal. Weitere Übungen zur Nackenentspannung finden Sie im Kapitel »Schnarchen oder Schlafapnoe?«.
- Wechseln Sie öfter mal vom Sitzen zum Stehen. Laufen Sie beim Telefonieren herum, nehmen Sie die Treppe anstelle des Lifts. Ideal wäre es, wenn Sie mindestens 10 Prozent Ihrer Bürozeit im **Gehen oder Stehen** verbringen könnten.
- Achten Sie darauf, dass Ihr Arbeitsplatz **ergonomisch** eingerichtet ist. Die richtige Höhe von Tischen und Stühlen beugt Muskelverspannungen und damit Kopfschmerzen vor.
- Regelmäßiges **Ausdauertraining** trägt ebenfalls zur Entspannung und damit zur Minderung von Kopfschmerzen bei.

# Hilfe im Akutfall

Manchmal scheint es unumgänglich, zu einem Schmerzmittel zu greifen. Mit den nachfolgend aufgeführten Selbsthilfeangeboten aus der Naturheilkunde haben Sie Alternativen zur Hand. Denn

## SCHMERZMITTEL BEI KOPFSCHMERZEN

Wer regelmäßig zu Schmerzmitteln greift, riskiert als Nebenwirkung Kopfschmerzen. Außerdem besteht die Gefahr einer Abhängigkeit. Generell gilt: kleine Mengen, kurze Einnahmezeit. Nehmen Sie Kopfschmerztabletten nie länger als drei Tage hintereinander und höchstens an zehn Tagen im Monat ein. Wer häufig unter Kopfschmerzen leidet, sollte unbedingt ärztliche Hilfe suchen. Es gilt dann, die Ursache zu finden. Für die langfristige Behandlung gibt es gute Erfahrungen mit homöopathischen Mitteln. Wenden Sie sich dafür an einen Arzt mit der Zusatzqualifikation Homöopathie.

der dauerhafte Gebrauch von Kopfschmerzmitteln ist gefährlich (siehe Infokasten).

### Hilfe für unterwegs

- **Weidenrindenpräparate** (Apotheke) sind eine pflanzliche Alternative zu synthetischen Kopfschmerzmitteln. Sie enthalten eine Vorstufe der Acetylsalicylsäure (dem Hauptwirkstoff von Aspirin®) und werden deshalb auch als »Aspirin der Naturheilkunde« bezeichnet. Die Einnahme erfolgt nach Packungsbeilage.

- Ein Fläschchen **Pfefferminzöl** sollten Sie stets in der Tasche haben. Gerade bei beginnenden Kopfschmerzen kann das Einreiben der Schläfen hilfreich sein. Die kreisenden Bewegungen der Finger wirken zudem ähnlich wie eine Akupressur.

- Gehen Sie an die **frische Luft** oder öffnen Sie ein Fenster.

- Kühlung und Schmerzlinderung verschafft eine **kalte Kompresse.** Dafür ein Tuch in kaltes Wasser tauchen, auswringen und auf die Stirn legen, eventuell noch einige Tropfen Pfefferminzöl daraufgeben. In der Apotheke gibt es für unterwegs Einweg-Kühlkompressen. Sie werden durch Zusammendrücken aktiviert. Wichtig: nicht auf offenen Wunden oder Verletzungen anwenden.

**Düfte meiden**

*Duftstoffe sind allgegenwärtig, etwa in Putz- und Waschmitteln, in Duftkerzen oder Raumsprays. Man kann diesen flüchtigen organischen Verbindungen kaum entkommen, ein Problem für Menschen, die sensibel oder sogar allergisch darauf reagieren – etwa 1 Million allein in Deutschland. Manche reagieren auf Duftstoffe mit Kopfschmerzen. Wenn Sie häufiger unter Migräne leiden, sollten Sie diesen Aspekt berücksichtigen und Duftbelastungen aus Ihrem persönlichen Umfeld weitgehend streichen. Dazu gehört auch Parfüm.*

## Hilfe für zu Hause

Handeln Sie sofort, wenn ein Kopfschmerzanfall naht.

- Ein **warmes Fußbad** ist schnell gemacht. Seine Wirksamkeit können Sie mit ein paar Tropfen ätherischem Rosmarinöl erhöhen. Haben Sie etwas mehr Zeit, sollten Sie sich ein **temperaturansteigendes Fußbad** gönnen, es ist noch wirkungsvoller. Steigern Sie dafür die Temperatur des Fußbadewassers innerhalb von 12 bis 15 Minuten allmählich auf 39 bis 41 °C (je nach Verträglichkeit). Dabei kommt es langsam zu einer Erweiterung der Hautgefäße, der Kreislauf wird entlastet.

- Bei Verspannungskopfschmerzen oder Migräne können Sie **heißfeuchte Nackenumschläge** probieren. Dafür ein Baumwolltuch mit heißem Wasser (39–41 °C) tränken, auswringen, in den Nacken legen und mit einem trockenen Tuch oder Schal umwickeln. Liegen lassen, bis die Wärme nachlässt.

- Kälte kann bei Kopfschmerzen wohltuend sein. Sebastian Kneipp war ein großer Freund der **kalten Quarkauflage.** Sie wirkt kühlend und schmerzlindernd. Streichen Sie dafür kühlschrankkalten Quark etwa 5 mm dick auf ein feuchtes Gazetuch oder Küchenpapier und legen Sie das Tuch mit der Quarkseite auf die Stirn. Die Quarkauflage mit einem Tuch oder Schal fixieren. Sobald sich die Auflage warm anfühlt, wird sie entfernt und eventuell erneuert.

- Eine Gabe **Magnesium** (400 mg) kann die Krämpfe im Kopf ebenfalls lindern.
- Auch **Bachblüten** sind einen Versuch wert. Bei akuten Kopfschmerzen empfiehlt sich die Einnahme von Bachblüten-Notfalltropfen, oder Sie reiben die schmerzende Stelle mit Rescue-Salbe (Notfallsalbe) ein. Bei einem Migräneanfall kann die Bachblüte Cherry Plum helfen. Einnahme siehe »Bachblüten« in Kapitel »Zähneknirschen«.
- **Schüßlersalze** können ebenfalls bei Kopfschmerzen helfen (siehe Übersicht weiter unten). Nehmen Sie sie bei akuten Schmerzen alle 5 Minuten ein.
- Bei leichten Kopfschmerzen kann ein **Tee aus Rosenblüten** helfen. Die ätherischen Rosenöle wirken krampflösend. Übergießen Sie 1 Teelöffel getrocknete Rosenblätter (Apotheke) mit 250 Milliliter kochendem Wasser, 10 Minuten zugedeckt ziehen lassen, abseihen und trinken.
- Mit einem Tee aus **Weidenrinde** können Sie Kopfschmerzen ebenfalls in den Griff bekommen. Geben Sie 1 Teelöffel Weidenrinde (Apotheke) in 250 Milliliter kaltes Wasser und bringen Sie es zum Kochen. Vom Herd nehmen, 5 Minuten zugedeckt ziehen lassen, abseihen und trinken.
- **Ingwertee** hilft bei Übelkeit und Erbrechen, die Begleiterscheinungen von Migräne. Übergießen Sie etwa 1 Teelöffel geriebenen Ingwer mit 1 Tasse kochendem Wasser, 5 Minuten zugedeckt ziehen lassen und trinken.

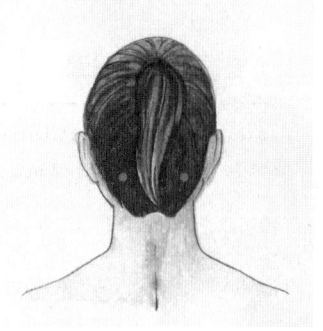

- Auch **Akupressur** lindert Kopfschmerzen. Erspüren Sie die kleine Vertiefung auf der Stirn zwischen den Augenbrauen und massieren Sie diese Stelle mit kreisenden Bewegungen des Zeige- oder Mittelfingers 1 bis 2 Minuten.

Bei Schmerzen, die ihren Ursprung im Hinterkopf haben, drücken Sie den Punkt Bl 10 (siehe Abbildung) jeweils 1 bis 2 Minuten lang und kreisen dabei leicht mit den Fingern.

Bei unklaren Kopfschmerzen drücken Sie Ihre Ohrläppchen zwischen Daumen und Zeigefinger. Achten Sie bei der Akupressur auf eine gleichmäßige Atmung.

## SCHÜSSLERSALZE FÜR DIE KOPFSCHMERZTHERAPIE

| Symptome | Mittel, Potenz, Dosierung |
|---|---|
| Kopfschmerzen, die vom Nacken aufsteigen | Schüßlersalz Nr. 7: Magnesium phosphoricum D6, Tabletten* Schüßlersalbe Nr. 7: Magnesium phosphoricum |
| Kopfschmerzen mit Druckgefühl im Kopf | Schüßlersalz Nr. 14: Kalium bromatum D6, Tabletten* |
| nervlich bedingte Kopfschmerzen | Schüßlersalz Nr. 21: Zincum chloratum D6, Tabletten* |
| halbseitige Kopfschmerzen | Schüßlersalz Nr. 22: Calcium carbonicum D6, Tabletten* Schüßlersalz Nr. 19: Cuprum arsenicosum D6, Tabletten* |

* Nehmen Sie bei akuten Schmerzen alle 5 Minuten 1 Tablette ein, das Schüßlersalz Nr. 7 am besten als »heiße Sieben« (siehe Tipp »Heiße Sieben« in Kapitel »Einschlaf- und Durchschlafstörungen«).

# Wadenkrämpfe

Fast jeder kennt dieses schmerzhafte Verkrampfen der Wadenmuskulatur. Bis zu zwei Drittel der Bevölkerung sind davon gelegentlich
betroffen. Ältere Menschen, sportlich Aktive und Schwangere werden besonders oft von Wadenkrämpfen heimgesucht. Ausgesprochen
schmerzhaft ist es, wenn man von ihnen aus dem Schlaf gerissen wird.
Die gute Nachricht: Die Krämpfe sind in der Regel harmlos.

## Ursachen

Nächtliche Wadenkrämpfe werden meist von extremen oder einseiti-
gen Belastungen sowie zu wenig Bewegung tagsüber verursacht. Bei
Sportlern kann eine zu große Trainingsbelastung zu Wadenkrämpfen
führen, bei Schwangeren wird die Muskulatur durch das zunehmende Gewicht übermäßig beansprucht. Auch eine ungünstige Schlaf-
position kann der Auslöser sein. Vorrangig steckt ein gestörter Elektrolythaushalt (Wasser-Salz-Haushalt) dahinter. Dann fehlen in der
Regel Magnesium, Natrium und eventuell andere Salze, oft als Folge
von zu geringer Flüssigkeitszufuhr. Auch Medikamente kommen
als Ursache infrage: Blutdrucksenker, Abführ- und Verhütungsmittel.
Außerdem können Krankheiten wie Venenschwäche, Krampfadern, Diabetes mellitus, Schilddrüsenunterfunktion, neurologische
Erkrankungen oder Nierenschwäche hinter den Krämpfen stecken.

## Symptome

Plötzlich ist er da, der Wadenkrampf, denn unvermittelt krampfen
Muskeln oder Muskelgruppen im Unterschenkel. Der Schmerz hält
meist einige Minuten an und klingt folgenlos ab.

# Vorbeugung

Stecken andere Ursachen oder Erkrankungen hinter Wadenkrämpfen, müssen diese natürlich behandelt werden. Bei symptomatischen
Wadenkrämpfen, also Krämpfen, denen man keine Ursache zuord-
nen kann, können Sie vorbeugend diverse Maßnahmen ergreifen:

● **Magnesium** kann helfen, nachgewiesen ist die Wirkung allerdings nur bei Schwangeren. Letztlich muss jeder selbst herausfinden, ob es ihm hilft. Nehmen Sie eventuell über einige Zeit
Magnesium (400 mg) ein.

● Trinken Sie täglich 1,5 bis 2 Liter **Mineralwasser, Tees oder
Saftschorle** für einen ausgeglichenen Elektrolythaushalt. Achten
Sie bei Mineralwasser auf eine ausgewogene Zusammensetzung
(siehe Rückseitenetikett).

● Achten Sie bei der Zusammenstellung Ihrer Mahlzeiten auf
**Lebensmittel mit viel Magnesium** wie Vollkornprodukte (Brot,
Nudeln, Reis), Haferflocken, Kleie, Hirse, Sonnenblumenkerne,
Mandeln, Bananen oder Bohnen.

### Öfter mal Suppe

*Manche Menschen vergessen zu trinken, weil ihr Durstgefühl nicht so ausgeprägt
ist. Sie laufen Gefahr, dass ihr Elektrolythaushalt durcheinanderkommt. Setzen Sie
deshalb häufiger Suppen auf den Speiseplan – ob klare Brühe, cremige Gemüsesuppe oder Eintopf. Mit einer leichten Gemüsesuppe am Abend schlagen Sie drei
Fliegen mit einer Klappe: Sie entlasten das Verdauungssystem in der Nacht, füllen
Ihre Flüssigkeitsspeicher auf und nehmen Mineralien zu sich.*

● **Warme Wannen- oder Fußbäder** können ebenfalls hilfreich
sein. Die Wärme entspannt die Muskulatur und vermeidet eventuell eine spätere Verkrampfung.

- Eine **Öl-Salz-Massage** lockert Verhärtungen im Gewebe. Dafür 1 bis 2 Esslöffel Öl (Oliven-, Sesam-, Mandel- oder Jojobaöl) mit der gleichen Menge Meersalz in einem Schälchen verrühren, bis sich das Salz aufgelöst hat. Mehrmals in der Woche die Waden 3 bis 5 Minuten mit dieser Ölmischung massieren. Anschließend die Beine mit lauwarmem Wasser sanft abspülen und etwas ruhen. Durch die Massage wird der Stoffwechsel angeregt, die Haut besser durchblutet und der Lymphfluss angeregt.
- Das **Dehnen der Unterschenkelmuskeln** kann Krämpfen vorbeugen. Wippen Sie tagsüber immer wieder mal von der Ferse auf die Zehen. Kreisen Sie mit den Füßen, wenn Sie abends fernsehen. Machen Sie direkt vor dem Schlafengehen ein paar Minuten Unterschenkel-Stretching.

### SCHUHE MIT HOHEN ABSÄTZEN

Frauen, die häufig hohe Absätze tragen, haben ein erhöhtes Risiko für Wadenkrämpfe, denn die Wadenmuskulatur wird durch die unnatürliche Fußstellung belastet. Auch die Füße leiden unter hohen Absätzen, denn nicht nur die Muskeln, auch die Fußgelenke und das Fußgewölbe werden »verbogen«. Zum Ausgleich sollten Sie in der Wohnung viel barfuß laufen.

## Hilfe im Akutfall

Tritt der Wadenkrampf nachts auf, hilft nur aufstehen und herumlaufen, dabei immer mal wieder auf die Zehen stellen. Durch die Vibrationen beim Laufen löst sich der Krampf im Muskel. Nehmen Sie eine Wärmflasche mit ins Bett. Durch die Wärme bleibt der Muskel locker. Ereilt Sie tagsüber ein Wadenkrampf, ziehen Sie die

Zehen mit der Hand Richtung Körper und drücken die Ferse dabei fest in den Boden.

# Schmerzen

Schmerzen können die Nacht zum Albtraum machen. Ob Schulterprobleme, Hüftarthrose oder Rückenbeschwerden – wie man sich auch bettet, es tut weh. Schmerzen sind eine der häufigsten Ursachen von gestörtem Schlaf und schlechter Schlafqualität.

## Ursachen

Häufigste Ursache chronischer Schmerzen sind Erkrankungen des Bewegungsapparats, angeführt von Rückenschmerzen. Etwa 10 Prozent der Bevölkerung sind von chronischen Rückenschmerzen betroffen. Oft entwickelt sich daraus eine eigene Schmerzkrankheit, die unbedingt mit einer multimodalen (vielschichtigen) Schmerztherapie behandelt werden muss. Zählt man diejenigen dazu, die über einen kürzeren Zeitraum akut »Rücken haben«, kommt man auf geschätzt 70 Prozent. Bei Männern sind sie die häufigste Ursache für Arbeitsunfähigkeit, bei Frauen die zweithäufigste. Rang zwei in der Schmerzstatistik nehmen Gelenk- und Nackenschmerzen ein.

# Symptome

Je nachdem, von welchen Gelenken, Nerven, Sehnen oder Muskelgruppen die Schmerzen ausgehen, zieht, pocht, sticht oder reißt es. Sind sie schon tagsüber für viele unangenehm, wird das Einschlafen zu einem ganz besonderen Problem. Auch der Schlaf selbst wird gestört. Die Betroffenen wachen häufiger auf und liegen grübelnd im Bett. Etwa 60 Prozent leiden unter verringertem Gesamtschlaf. Sowohl die Tief- als auch die Traumschlafphasen sind beeinträchtigt. Das wiederum stört die Überschreibung (Löschung) des Schmerzgedächtnisses in der Tiefschlafphase. Ein Teufelskreis.

In der Regel kein Problem, wenn es vorübergehende Beschwerden sind. Doch schätzungsweise 13,5 Millionen Deutsche leiden unter chronischen Schmerzen. Nächtliches Wachliegen verstärkt das Schmerzempfinden. Die so Geplagten empfinden alles noch schlimmer, als es vielleicht tatsächlich ist. Der Schlafmangel selbst kann zu einer Verschlechterung des Allgemeinbefindens führen, was wiederum Einfluss auf das Schmerzgeschehen hat und den Behandlungserfolg schmälern kann.

## URSACHEN VON RÜCKENSCHMERZEN

Es gibt spezifische und unspezifische Rückenschmerzen. Etwa 80 bis 90 Prozent der Betroffenen leiden an unspezifischen Schmerzen. Auslöser können Muskelverspannungen, Fehlhaltungen, Bewegungsmangel oder Übergewicht sein. Spezifische Rückenschmerzen treten seltener auf. Dazu zählen entzündliche Muskel- oder Bindegewebserkrankungen, aber auch eingeklemmte Muskeln oder Nervenstränge. Der Klassiker der spezifischen Rückenschmerzen ist der Bandscheibenvorfall.

# Vorbeugung

Wir waren Jahrtausende als Jäger und Sammler unterwegs, also von früh bis spät in Bewegung. Etwa 20 Kilometer und mehr legten unsere Vorfahren jeden Tag zurück. Genau dafür ist auch unser biologisches System ausgelegt. Der durchschnittliche Büromensch von heute kommt jedoch gerade mal auf 700 Meter. Was passiert aber, wenn ein biologisches System nicht gebraucht wird? Es baut ab! Die Muskeln werden kleiner und verkürzen sich. Die Knochen erhalten das Signal, weniger knochenbildende Zellen zu produzieren. Gelenken fehlt die nötige »Schmiere«, denn die unentbehrliche Gelenkflüssigkeit wird vor allem bei Bewegung gebildet.

Vor einiger Zeit machte der Slogan »Sitzen ist das neue Rauchen« die Runde. Da ist was dran. Unsere Sitzgesellschaft ist Gift für Muskeln, Sehnen und Gelenke. Bringen Sie mehr Schwung in Ihr Leben. Auch über die Ernährung und den Abbau von Übergewicht helfen Sie Ihrem Bewegungsapparat, möglichst schmerzfrei zu funktionieren.

## Bewegter Alltag

Regelmäßiger Sport mehrmals in der Woche (Ausdauersport, gepaart mit Kraftübungen) ist der beste Ausgleich für Bewegungsmangel. Doch nicht in jeder Lebensphase gelingt uns dies. Oft fehlt schlicht die Zeit dafür. Versuchen Sie daher, jede noch so kleine Gelegenheit für mehr Bewegung im Alltag zu nutzen. Es gilt: Fahrrad statt Auto, Treppe statt Fahrstuhl, lieber bis zur nächsten oder übernächsten Haltestelle laufen als auf die Straßenbahn warten usw. Versuchen Sie, bei körperlichen Tätigkeiten ins Schwitzen zu kommen. Nehmen Sie zwei Treppen auf einmal oder legen Sie beim Spaziergang einen Zahn zu. Treten Sie mit sich in einen Wettbewerb und besorgen Sie sich einen Schrittzähler. Nach 10 000 Schritten täglich können Sie sich abends beruhigt ins Bett legen.

## Entzündungshemmende Ernährung

Entzündliche Prozesse im Körper können durch Ernährung angefeuert oder in Schach gehalten werden. Das trifft auch auf Entzündungen in den Gelenken zu. Zu den »Zündern« gehören vor allem tierische Fette und die darin enthaltenen Arachidonsäuren. Streichen Sie deshalb Fleisch und Wurst für einen längeren Zeitraum von Ihrem Speiseplan. Viele Studien belegen den Zusammenhang von vegetarischer Kost und Rückgang der Entzündungen. Verzehren Sie zweimal pro Woche Fisch, am besten fette Kaltwasserfische wie Makrele, Hering und Lachs. Sie sind reich an essenziellen Omega-3-Fettsäuren, die helfen, Entzündungen zu vermeiden und das Immunsystem zu stärken. Für stabile Knochen trinken Sie Mineralwasser mit reichlich Kalzium. Den Kalziumgehalt des Wassers können Sie dem Rückseitenetikett der Flaschen entnehmen.

## Entzündungsfaktor Übergewicht

Leichtes Übergewicht ist im Alter sogar von Vorteil. Wer jedoch deutlich zu viel Körpermasse mit sich herumschleppt, belastet Wirbelsäule, Knie- und Hüftgelenke zu stark. Außerdem heizt übermäßiges Bauchfett Entzündungsprozesse an, etwa in den Gelenken. Holen Sie sich Hilfe, wenn Sie es allein nicht schaffen, Ihren Pfunden zu Leibe zu rücken. Viele Krankenkassen übernehmen die Kosten anerkannter Ernährungsprogramme oder bieten selbst welche an.

# Hilfe im Akutfall

Ein Bandscheibenvorfall, der mit Lähmungserscheinungen in den Füßen, Taubheitsgefühlen im Genitalbereich oder einer Harn- oder Stuhlinkontinenz einhergeht, ist ein Notfall und muss meist umgehend operativ versorgt werden. Zum Glück sind solche Fälle selten. Bei den meisten Beschwerden können Sie im Akutfall selbst für

Linderung sorgen. Halten die Schmerzen trotzdem an, suchen Sie einen Arzt auf.

## Nacken- und Schulterschmerzen

Eine Massage mit **Arnika** wirkt schmerzlindernd. Setzen Sie sich an einen Tisch, stützen Sie die Unterarme ab und legen Sie den Kopf in die Handflächen. Nun kann Ihr Partner den Bereich mit Arnikasalbe massieren oder mit einer Arnikatinktur einreiben. Anschließend die Stelle mit einem Föhn ein paar Minuten wärmen. Danach warm anziehen.

## Kreuzschmerzen

Immer mehr Menschen haben mit Kreuzschmerzen zu kämpfen. Ein Hexenschuss überfällt die Lendenwirbelsäule mit einem stechenden Schmerz. Zieht er ins Bein, ist der Ischiasnerv beteiligt.

- Verwöhnen Sie Ihre Lendenwirbelsäule mit Ruhe und Wärme. Legen Sie sich auf den Rücken, stellen Sie die Beine auf und platzieren Sie eine **Wärmflasche** im unteren Lendenbereich.
- Auch eine Massage oder Einreibung mit **Arnikasalbe** oder -**tinktur** lindert Schmerzen.
- Ein **Wärmepflaster** (Apotheke oder Drogerie), ein **feuchtheißer Wickel** (siehe »Wickel« in Kapitel »Wasser wirkt Wunder«) oder ein **heißes Rosenölbad** (siehe »Entspannung« in Kapitel »Einschlaf- und Durchschlafstörungen«) bringen Erleichterung bei Hexenschuss und Ischiasbeschwerden.
- Verspüren Sie nach einer Wärmebehandlung keine Besserung, reiben Sie die schmerzhaften Stellen 1- bis 3-mal täglich mit **Aconit-Schmerzöl** (Wala) oder **Hypericum-Öl** (Weleda) ein.
- Das homöopathische Mittel **Rhus toxicodendron D6** bringt zusätzlich Linderung. Nehmen Sie im Akutfall stündlich 5 Globuli, dann alle 2 Stunden 5 Globuli. Oder Sie probieren ein Kombinationsmittel: Rhus tox. comp. (Wala) oder Rhus tox. Pentarkan® (DHU).

## Gelenkbeschwerden

Bewährte Hausmittel sind Wickel und Auflagen.

- **Kohlwickel:** Schneiden Sie bei einigen großen Weißkohl-blättern die harten Mittelrippen heraus. Legen Sie die Blätter zwischen ein weiches Leinen- oder Baumwolltuch. Rollen Sie mit dem Nudelholz oder einer vollen Wasserflasche über die Blätter, bis Saft austritt. Bedecken Sie die schmerzende Körperstelle mit 5 bis 6 Lagen Kohlblättern, legen Sie ein Tuch darüber und umwickeln die Auflage mit einer elastischen Binde. Mindestens 2 Stunden einwirken lassen.

- **Ingwerwickel** fördern die Durchblutung, regen die Nieren an und wirken antibakteriell. Rühren Sie 2 Teelöffel Ingwerpulver in 250 Milliliter kochendes Wasser und lassen Sie es 15 Minuten quellen. Oder Sie reiben frischen Ingwer (etwa 5 Esslöffel) und erwärmen den Brei mit etwas Wasser. Bestreichen Sie ein Tuch mit dem Ingwer und legen Sie es auf das Gelenk. Umwickeln Sie die Auflage mit einer elastischen Binde und lassen Sie sie einwirken, bis sie kalt ist.

- **Kartoffelauflagen** sorgen für intensive Durchwärmung und Muskelentspannung, wodurch Schmerzen gelindert werden. Kochen Sie etwa 500 Gramm ungeschälte Kartoffeln weich. Legen Sie eine Schicht Küchenpapier auf ein Geschirrtuch. Geben Sie die Kartoffeln darauf und decken Sie sie mit Küchenpapier zu. Schlagen Sie das Geschirrtuch über die Kartoffeln und zerdrücken Sie sie, bis eine daumenbreite Schicht entstanden ist. Formen Sie das Paket auf die gewünschte Größe und lassen Sie die Auflage abkühlen, bis sie sich an der Unterarminnenseite angenehm warm anfühlt. Legen Sie das Päckchen auf das Gelenk und fixieren es mit einem Tuch oder einer elastischen Binde. Bedecken Sie das Gelenk zusätzlich mit einer Decke und lassen Sie die Auflage liegen, bis sie abgekühlt ist. Dann das Kartoffelpaket entfernen, das Gelenk bedecken und 15 bis 30 Minuten nachruhen.

- Wichtig: Bei akuten Entzündungen in den Gelenken ist Kälte angesagt. Legen Sie in dem Fall eine Kühlkompresse auf.

## Dehnen und entspannen

- **Dehnen** hilft, muskuläre Ungleichgewichte zu beheben, die meist durch Muskelverkürzungen entstanden sind. Gleichzeitig wirken Dehnübungen entlastend auf die Gelenke.
- **Entspannen** vor dem Schlafen: Legen Sie sich auf einer Matte oder Decke auf den Rücken und ziehen Sie die Beine an den Bauch. Schieben Sie ein Kissen unter den Po und spüren Sie, wie sich im unteren Rücken eine wohlige Entspannung ausbreitet.

### Bewegung im Wasser

*Hat man Schmerzen in den Gelenken, vermeidet man jede unnötige Bewegung. Muss man sich doch bewegen, nimmt man eine Schonhaltung ein, was wiederum zu neuen Schmerzen führt. Den Teufelskreis kann man mit Bewegung im Wasser durchbrechen. Der Auftrieb im Wasser sorgt für ein gewisses Maß an Schwerelosigkeit. Wenn Sie von Gelenk- oder Rückenschmerzen geplagt werden, sollten Sie regelmäßig schwimmen oder einen Kurs für Wassergymnastik besuchen.*

## Lagerungstricks im Bett

Ein paar Hilfsmittel und Tricks beim Liegen können für Entlastung der schmerzenden Körperpartien sorgen.
- Schmerzen in der **Lendenwirbelsäule** und/oder in der **Hüfte:** Schlafen Sie auf dem Rücken, schieben Sie sich eine Kissenrolle un-

ter die Knie. Schlafen Sie auf der Seite, winkeln Sie beide Knie an und legen sich ein dickes Kissen zwischen die gebeugten Knie.

- Schmerzen im **Schulterbereich:** Rückenschläfer legen ein festes Kissen oder eine gefaltete Decke in Hüfthöhe neben den Körper, sodass sie den betroffenen Arm erhöht lagern können. So wird der Schmerz in der Schulter reduziert, denn der Oberarmkopf kann entspannt in der Gelenkpfanne liegen. Seitenschläfer legen sich ein festes Kissen oder eine zusammengelegte Decke vor den Körper, auf das sie entspannt den Arm legen und so das Schultergelenk entlasten können.

- Unterschiedliche Lagerungshilfen zu (meist) erschwinglichen Preisen gibt es in Sanitätshäusern. Dort bekommen Sie auch eine professionelle Beratung. Spezielle Nackenkissen, die man auch bei Autofahrten oder im Flugzeug nutzt, sind den meisten bekannt. Aber auch für den Rücken, die Hüfte, die Knie, ja sogar für die Fersen gibt es verschiedene Polsterungen. Diese Lagerungskissen oder -polster sind durch ihre unterschiedlichen Füllungen – Schaumstoff, Perlen, Polyester, Polysticks, Baumwolle – und Formen variabel einsetzbar. Platzsparend sind aufblasbare Lagerungskissen.

# Husten, Schnupfen, Halsweh

Eine Erkältung kann einen so richtig schachmatt setzen. Nicht nur tagsüber, sondern auch nachts. Die Nase ist zu, das Schlucken tut weh, und Hustenanfälle rauben einem den Schlaf. Dabei ist gerade das Immunsystem auf Schlaf angewiesen, um Kraft gegen alle möglichen Angreifer zu sammeln.

# Ursachen

Mit jedem Atemzug gelangen auch zahlreiche Keime in unseren Körper. Die Schleimhäute der Atemwege sind zwar ein guter Schutz gegen alle möglichen Eindringlinge, aber die rund 200 Arten Erkältungsviren sind äußerst aggressiv. Für etwa 40 Prozent aller Erkältungen sind Rhinoviren verantwortlich. In der kalten Jahreszeit dringen sie leichter in die Schleimhäute ein, da diese durch Heizungsluft ausgetrocknet sind. Die Tröpfcheninfektion ist einer der häufigsten Übertragungswege. Das heißt, die Erreger gelangen in winzigen Partikeln in die Luft, etwa beim Niesen, Husten oder Sprechen. Bei einem kräftigen Niesen werden Viren mit 150 Stundenkilometern in die Luft gepustet. Handkontakt und »infizierte« Gegenstände sind weitere Ansteckungsquellen. Viren überleben stunden- bis tagelang auf der Haut, auf Tassen und Tellern, Türklinken, Geldscheinen, kurz: auf allen Gegenständen, mit denen wir tagtäglich in Berührung kommen.

# Symptome

Es beginnt vielleicht mit vermehrtem Niesen, einem ersten Kratzen im Hals oder mit leichten Kopf- und Gliederschmerzen. Dann ist die Nase zu, der Kopf schwer, und wen es richtig erwischt, der bekommt auch noch leichtes Fieber. Wandert der Infekt weiter, werden die unteren Atemwege angegriffen. Im schlimmsten Fall hustet man sich die Seele aus dem Leib, und jedes Schlucken verursacht Schmerzen. Eine Erkältung kann einen richtig mitnehmen. Und zu alldem bringt sie einen noch durch Hustenanfälle und erschwerte Nasenatmung um den Schlaf. Kommt es zu einer weiteren Ausbreitung, droht eine sekundäre Erkrankung wie eine Nasennebenhöhlenentzündung. Der geschwächte Körper ist dann auch besonders anfällig für bakterielle Infektionen, die zu Lungen- oder Mittelohrentzündungen führen können.

## Vorbeugung

Ein- bis zweimal im Jahr kämpft ein Erwachsener mit einer Erkältung, Kinder sogar fünf- bis zehnmal. Da sich Viren ständig verändern, gibt es keine Impfung gegen Erkältungen. Sie können vorbeugen, indem Sie Ihr Immunsystem stärken und den Erkältungsviren so das Leben schwer machen.

• **Waschen** Sie sich vor dem Essen und nach dem Kontakt mit erkälteten Menschen gründlich die Hände, mindestens 30 Sekunden – denken Sie dabei auch an die Zwischenräume der Finger. Die Übertragung von Keimen durch Handkontakt ist neben der Tröpfcheninfektion eine der Hauptansteckungsquellen.

• Wer zu Schnupfen neigt, sollte vorbeugend stets auf **warme Füße** achten.

• Feuchte Schleimhäute sind ein guter Schutz vor Keimen aller Art (siehe Tipp). Wer viel in geheizten Räumen arbeitet, kann tagsüber immer wieder mal ein **Salzwasserspray** für die Nase benutzen (Apotheke, Drogerie). Es befeuchtet die Schleimhaut und verringert die Keime.

• Trinken Sie viel, am besten warme Tees. Sehr wirksam ist **Ingwertee.** Ingwer tötet Keime und stärkt die Abwehrkräfte. Füllen Sie eine Thermoskanne mit Ingwerscheiben (pro Tasse 2 cm Ingwer) und kochendem Wasser und trinken Sie den Tee über den Tag verteilt.

• **Propolis,** der Kittharz der Bienen, schützt den Bienenstock vor Bakterien, Viren und Pilzen. Propolis gibt es als Lösung, etwa Propolis-Urtinktur (Apotheke). Machen Sie vorbeugend eine Propolis-Kur und nehmen Sie täglich 5 bis 10 Tropfen in Wasser oder auf Honig ein.

- Regelmäßige **Saunabesuche** sind ein bewährtes Training für das Immunsystem.
- **Wechselschenkelgüsse** stärken die Abwehr ebenfalls (siehe Kapitel 5).

### Nasenschleimhaut pflegen

*Gerade in der kalten Jahreszeit können regelmäßige Spülungen der Nase mit einer leichten Salzlösung – etwa 2 Gramm auf 250 Milliliter lauwarmes Wasser (oder eine Fertiglösung aus der Apotheke) – die Schleimhäute schützen. Spülen Sie die Nase und die Nebenhöhlen nach der Gebrauchsanweisung Ihrer Nasendusche gründlich durch. Dieses Reinigungsprinzip kommt aus dem Ayurveda. Weiter wird empfohlen, die Nasenschleimhäute danach mit etwas Sesamöl einzureiben, um sie vor Kälte und Austrocknung zu schützen. Das kann man entweder mit einer Pipette oder einfach mit dem kleinen Finger machen.*

## Hilfe im Akutfall

Hat Sie eine Erkältung trotz Vorbeugung erwischt, lindern Sie die Beschwerden mit Naturheilkunde und gönnen Sie sich Ruhe. Dann können Sie auch bald wieder durchschlafen.

- Machen Sie bei den ersten Anzeichen einer Erkältung ein **temperaturansteigendes Fußbad** (siehe »Lockerung der Muskulatur« in Kapitel »Spezielle Schlafräuber«). Das kann den Verlauf mildern, vielleicht sogar im Keim ersticken. Das Fußbad, das bis über die Waden reichen soll, wärmt die Beine gründlich durch. Die Mehrdurchblutung im ganzen Körper wirkt auch auf die Schleimhäute im Nasen-Rachen-Raum. Mit dem Zusatz von ätherischem Thymianöl erhöhen Sie die Wirkung. Wichtig: den Oberkörper während des Bads warm halten.

## Schnupfen

● Bei beginnendem Schnupfen und häufigen Entzündungen der Nasennebenhöhlen hilft eine **Nasendusche** (siehe Tipp oben).

● Das **Inhalieren** von heißem Wasserdampf löst Schleim, fördert die Sekretion und wirkt entzündungshemmend. Füllen Sie dafür heißes Wasser in einen großen Topf oder eine Schüssel und geben Sie einige Tropfen Kräuterextrakt dazu. Gut geeignet sind Eukalyptus, Thymian, Kamille und Pfefferminze. Den Kopf mit einem großen Handtuch bedecken, etwa 10 Minuten über den Dampf halten und dabei tief ein- und ausatmen. Dann das Handtuch um den Kopf wickeln und etwa 30 Minuten »nachdünsten«. Abschließend das Gesicht kalt waschen. Wichtig: Das Gesicht nicht zu dicht an das Wasser halten, es besteht Verbrühungsgefahr!

● **Schwarzer Rettich** hat sich bei Schnupfen und verstopften Nebenhöhlen bewährt. Beim Zerkleinern des Rettichs entstehen scharfe Senföle. Mischen Sie frisch geriebenen Rettich mit etwas Zitronensaft und Zucker nach Geschmack und essen Sie 2- bis 3-mal täglich ein paar Esslöffel davon.

● Auch die **Homöopathie** kennt einige Mittel gegen Schnupfen, etwa **Nux vomica D6**, bewährt bei allen Schnupfenstadien. Am 1. Tag 4-mal alle 10 Minuten, dann alle 30 Minuten 5 Globuli (maximal 12-mal) unter der Zunge zergehen lassen. Am 2. Tag 5- bis 6-mal, dann 3-mal je 5 Globuli, bis der Schnupfen abgeklungen ist.

## Husten

Nächtlicher Husten stört den Schlaf ungemein. Verschaffen Sie sich deshalb Linderung.

● Eibisch verfügt über reichlich Schleimstoffe, welche trockenen Husten mildern. Für einen **Eibischtee** setzen Sie 1 Teelöffel Eibischblätter oder 2 Teelöffel Eibischwurzel (Apotheke) mit 1 Tasse kaltem Wasser an und lassen sie mindestens 30 Minuten ziehen. Danach aufkochen und abseihen. 3-mal täglich 1 Tasse trinken.

- Huflattich enthält wie Eibisch viele Schleimstoffe. Für einen **Huflattichtee** überbrühen Sie 1 Teelöffel Huflattichblätter (Apotheke) mit 1 Tasse kochendem Wasser, 5 Minuten ziehen lassen, abseihen. Trinken Sie 2- bis 3-mal täglich 1 Tasse (maximal 4–6 Wochen im Jahr).
- Bei Bronchitis und entzündeten Atemwegen hilft **Thymiantee.** Übergießen Sie 1 Teelöffel Thymian mit 1 Tasse kochendem Wasser, 5 Minuten zugedeckt ziehen lassen und abseihen. Mehrmals täglich 1 Tasse trinken.
- Ein bewährtes Hausmittel ist Zwiebelsirup. Schneiden Sie dafür 1 große Zwiebel in Ringe, geben diese in ein Glas und bestreuen Sie sie mit Zucker. Innerhalb weniger Stunden bildet sich ein Sirup, von dem Sie 3- bis 5-mal täglich 1 bis 2 Teelöffel einnehmen.
- Auch eine **Kartoffelauflage** wirkt hustenlindernd (siehe »Gelenkbeschwerden« in Kapitel »Spezielle Schlafräuber«).
- Für die Bekämpfung von nächtlichem Husten eignet sich eine **Bienenwachsauflage** (Apotheke). Sie besteht aus einer Bienenwachsplatte, die man mit dem Föhn erwärmt und auf die Brust legt.

### Halsschmerzen

- Bei den ersten Anzeichen von Halsschmerzen gurgeln Sie mehrmals täglich mit **Salzwasser.** Dazu 1 Msp. Salz in 1 Glas lauwarmem Wasser auflösen.
- Hilfreich ist auch das Kauen von **Gewürznelken.** Das darin enthaltene ätherische Öl Eugenol wirkt keimtötend und schmerzstillend. Behalten Sie die Nelke im Mund, bis sie ganz weich geworden ist.
- Parallel zu den empfohlenen Naturheilkundemitteln können Sie bei akuten Halsschmerzen und Entzündungen im Rachenraum das anthroposophische Mittel **Apis Belladonna Globuli velati** (Wala) nehmen. Lassen Sie jede Stunde 5 Streukügelchen unter der Zunge zergehen.

# Guten Abend, gute Nacht!

Eine erholsame Nacht beginnt am besten, wenn Sie die Zeit vor dem Schlafengehen zum Herunterfahren nutzen. Mit ruhigen, kleinen Ritualen und erprobten Erste-Hilfe-Tricks geben Sie sich selbst Nachhilfe. So kann aus einem entspannten Abend eine gute Nacht werden.

## Vorbereitung

Es beunruhigt uns, wenn wir nicht wissen, was uns am nächsten Tag erwartet. Bereiten Sie sich vor: Was ziehe ich an? In welcher Reihenfolge bewältige ich meine Aufgaben? Wenn Sie gut vorbereitet sind, können Sie loslassen und befreit schlafen.

## Stille-Rituale am Abend

Abwarten und Tee trinken, lautet eine gängige Redewendung. Wie wär's mit einer neuen Formulierung: Abschalten und Tee trinken? Das Zubereiten und Trinken eignet sich für eine wunderbare Zeremonie der Achtsamkeit.

## In die Matratze sinken

Sie liegen im Bett. Spannen Sie alle Muskeln, auch im Gesicht, ganz fest für etwa eine Minute an. Dann lassen Sie los, sinken tief in die Matratze ein, konzentrieren sich ausschließlich auf Ihre Herzzone. Schließen Sie die Augen und lassen Sie nur einen einzigen Gedanken zu: »Es ist tiefer Frieden in meinem Herzen.«

## Gute Nacht, Freunde

Sie begleiten uns mittlerweile wie selbstverständlich durch den Tag: der Computer, das Tablet, das Smartphone. Im Beruf gehören sie dazu, aber irgendwann muss Schluss sein. Wenn Sie Einschlafprobleme haben, sagen Sie Ihren digitalen Freunden ganz bewusst Gute Nacht. Schalten Sie sie schon dann aus, wenn Ihr Feierabend beginnen soll. Denn auch wenn Sie »nur mal eben checken, was los ist«, kreisen Ihre Gedanken vorher schon um die Arbeit/die Verabredung usw. und danach um das Gelesene.

## Feste Abläufe

Unser Gehirn mag Rituale. Wenn Sie jeden Abend gleich einläuten, indem Sie zum Beispiel einen Spaziergang machen, sich auf die Terrasse setzen, bewusst eine bestimmte Musik hören oder einfach bei Kerzenschein relaxen, weiß Ihr Kopf: »Juhu, jetzt beginnt der Feierabend.« Das ist ein bisschen wie die Gutenachtgeschichte, die wir Kindern vorlesen, um sie aufs Zubettgehen einzustimmen.

## Sanft schaukeln

Ob in der Hängematte oder im Schaukelstuhl – wir mögen leichtes Schaukeln, dabei fühlen wir uns wohl und geborgen. Auch wenn Sie nicht darin übernachten, legen oder setzen Sie sich einfach hinein. Rhythmische Bewegungen verlangsamen die Hirnwellen und wirken beruhigend auf den Stoffwechsel.

## Bettlektüre

Klingt langweilig, funktioniert aber prima. Abends noch ein Buch zu lesen wirkt im Gegensatz zum Fernsehen oder zum digitalen Lesen beruhigend. Denn der Blick auf Buchseiten aus Papier ermöglicht die Konzentration auf eine Sache, was beruhigt und dadurch auch schneller müde macht. Das künstliche Bildschirmlicht hingegen stört den natürlichen Rhythmus und die Melatoninbildung.

## Den Kopf frei machen

Der Tag war wieder einmal übervoll. Sie wissen gar nicht, wie Sie alles schaffen sollen, was auf der To-do-Liste steht? Deshalb macht sich eine große Angst im Kopf breit: Ich könnte etwas vergessen. (»Hilfe, bei dem Gedanken kann ich gar nicht schlafen!«) Damit diese beunruhigenden Gedanken Sie in Ruhe lassen, schreiben Sie sie schnell auf. So sind sie aus dem Kopf, aber nicht verloren, und Sie können befreit einschlafen.

## Was ganz anderes tun

Wer körperlich arbeitet, sollte sich am Feierabend mit geistigen Dingen beschäftigen. Wer den ganzen Tag am Schreibtisch sitzt, braucht Bewegung, um abschalten zu können. Die Beschäftigungen dürfen ruhig ein bisschen langweilig sein, sagen Schlafexperten. Denn bei monotoner Stimulation hat das Gehirn keine Zeit zum Grübeln. Abendliches Bügeln oder das Ausräumen der Spülmaschine kann eine gute Vorbereitung auf die Nacht sein, wenn man sich ganz auf die Aufgabe konzentriert.

# Kuschelsocken

Kalte Füße stören den Schlaf. Sie rufen Stresshormone auf den Plan, die den Kreislauf anregen, statt ihn herunterzufahren. Legen Sie sich deshalb dicke, warme Socken zu, die nur fürs Bett gedacht sind. Sie sollten atmungsaktiv und auf keinen Fall eng oder abschnürend sein.

# Wasser wirkt Wunder

Vor mehr als 130 Jahren entwickelte Sebastian Kneipp ein Gesundheitskonzept, das auf fünf Säulen basiert. Mit seinem ganzheitlichen Ansatz ist es bis heute höchst aktuell. Bekannt sind vor allem die Wasseranwendungen, die sogenannte Hydrotherapie. Mit Wickeln, Güssen und Bädern kann man nicht nur das Immunsystem stärken und Schmerzen lindern, sondern auch Einfluss auf das vegetative Nervensystem nehmen. Natur statt Schlafmittel, lautet die Devise.

## Das Kneipp-Konzept

Vor mehr als 130 Jahren schrieb Pfarrer Sebastian Kneipp (1821–1897) den Bestseller *Meine Wasserkur,* der in 17 Sprachen übersetzt wurde. Ein weiteres Werk – *So sollt ihr leben* – folgte. Kneipps Gesundheitslehre fand weltweit Anhänger, seine Ansichten sind heute noch topaktuell. Mittlerweile wurde die Wirksamkeit der Kneipp-Empfehlungen wissenschaftlich bestätigt – auch bei Schlafstörungen.

## Kneipps 5-Säulen-Programm

Sebastian Kneipp erfuhr die Wirksamkeit natürlicher Mittel am eigenen Leib. Mehrmals wöchentlich tauchte er nach einem aufwärmenden Fußmarsch in die kalte Donau und heilte sich so von Tuberkulose. Sein Gesundheitskonzept basiert auf fünf Säulen, die sich wechselseitig ergänzen und über unterschiedliche Wege Körper, Geist und Seele erreichen.

Viele Menschen bringen Kneipp vor allem mit der Stärkung des Immunsystems in Verbindung. Doch das ist nur ein Teil. Ebenso bedeutsam sind Anwendungen für die Harmonisierung und Stabilisierung grundlegender Funktionen wie Atmung, Stoffwechsel, Verdauung, Kreislauf sowie Nerven- und Hormonsystem. Viele funktionelle Störungen (also Störungen ohne körperliche Schädigungen wie die meisten Schlafstörungen) können mit Kneipps 5-Säulen-Programm nachhaltig positiv beeinflusst werden.

## 1. Lebensordnung

**»Alles zu seiner Zeit und alles im rechten Maß.«** Balance ist die Basis unseres Daseins. Das Leben soll mit den Rhythmen der Natur des Menschen sowie mit der Natur als Schöpfung im Einklang sein. Im sozialen Bereich bedeutet das Engagement und Nächstenliebe. Im geistigen Bereich stehen heute psychotherapeutische Verfahren, Yoga, Meditation oder Atemübungen im Mittelpunkt, früher fanden Menschen Lebenshilfe in der Religion.

## 2. Wassertherapie

**»Wenn es für mich ein Heilmittel gibt, so wird es das Wasser sein.«** Seit Menschengedenken ist die Heilkraft des Wassers bekannt. Kneipps große Leistung war es, alle Wirkprinzipien des Wassers in ein therapeutisches Konzept zu gießen, indem er sowohl die thermischen, mechanischen als auch die chemischen Reize berücksichtigte. Richtig angewendet, lösen die Reize eine gesundheitsfördernde Reaktion aus. Wer die wohltuenden Wasseranwendungen ganz allgemein und vor allem in Bezug auf Schlafprobleme einmal am eigenen Leib gespürt hat, möchte sie nicht mehr missen.

## 3. Bewegung

**»Untätigkeit schwächt, Übung stärkt, Überbelastung schadet.«** Schon vor über 100 Jahren war es Kneipp wichtig, mehr Bewegung in den Alltag zu bringen, vor allem bei Menschen, die keiner körperlichen Arbeit nachgehen. Seine Bewegungstherapie setzt auf mäßige, aber regelmäßige Ausdauerbelastungen. Flottes Gehen, Wandern, Walking, Schwimmen und Radfahren befinden sich in diesem Bereich.

## 4. Ernährung

**»Mehr von der Pflanze, weniger vom Tier.«** Kneipp propagierte eine Ernährung mit viel Gemüse, Getreide und wenig Fleisch. Heute ist sein Konzept ernährungsmedizinisch erforscht: Tierische Fette befördern Cholesterinwerte, Übergewicht und Entzündungsprozesse. Eine überwiegend pflanzliche Ernährung kann Krankheiten verhindern und bereits bestehende ganz oder teilweise rückgängig machen. Abends ist sie zudem schlaffördernd.

## 5. Heilkräuter

**»Jedes Kräutlein hat seine eigene Wirkung.«** Kneipp maß Pflanzen als natürliche Quelle zur Gesunderhaltung und zum Gesundwerden große Bedeutung bei. Er empfahl Heilkräuter innerlich als Tee, Kräuterwein oder Frischpflanzensaft, äußerlich als Badezusatz und als Auflage in Form eines Heublumensacks oder Kräuterkissens. Bei Schlafstörungen wirken Tees und Bäder mit Baldrian, Lavendel und Co. wahre Wunder.

# Wassertherapie kompakt

Unterschiedliche thermische Reize – kalt, temperiert, warm und wechselwarm – sind die Grundlagen der Hydrotherapie. Konzentrieren Sie sich jeweils ganz auf die Anwendung, setzen Sie sich nicht unter Druck und genießen Sie die vielfältigen Wirkungen. Sie werden danach in einen tiefen und erholsamen Schlaf gleiten.

Alles, was Sie für die Wassertherapie benötigen, haben Sie zu Hause: Wasser, Waschbecken, Wanne, Schüsseln, verschiedene Tücher in verschiedenen Größen. Für einen glatten Wasserstrahl können Sie sich ein Gießrohr anschaffen. Aber Sie erhalten einen gebundenen Strahl auch, wenn Sie den Duschkopf abschrauben. Ein bisschen Ausprobieren, und schon bald haben Sie die richtige Wasserstärke für einen glatten Strahl heraus.

## Waschungen

Sie erfolgen immer kalt, entweder als Ganzkörperbehandlung oder als Teilwaschung. Mit einem handtellergroßen nassen Tuch wird der Wasserfilm auf den Körper oder das Körperteil aufgetragen. Waschungen sind eine milde Anwendung und sehr gut für ältere Menschen mit Schlafstörungen geeignet.

## Güsse

Sie erfolgen kalt, als Wechselguss oder als heißer Guss. Dabei gilt das Prinzip: so viel Wärme wie nötig, so viel Kälte wie möglich. Größere Güsse, etwa am Oberkörper, werden vor allem morgens auf dem noch bettwarmen Körper angewendet, Knie- oder Armgüsse nachmittags und abends. Bei Schlafstörungen, die von Schmerzen verursacht werden, empfiehlt sich die Anwendung am Abend.

# Bäder

Sämtliche Bäder, also Voll-, Dreiviertel-, Halb- oder Teilbäder, wirken zum einen über den Temperaturreiz, zum anderen über den Wasserdruck. Durch den Zusatz von Kräutern oder Kräuteressenzen wird die Wirkung von warmen Bädern erhöht.

### Temperaturen für Bäder und Teilbäder

| | |
|---|---|
| kalt | 0–18 °C |
| temperiert | 19–22 °C |
| kühl | 23–32 °C |
| warm | 36–38 °C |
| heiß | 39–41 °C |

# Wickel

Mit einem nassen und zwei trockenen Tüchern wird ein Körperteil umwickelt. In der Kneipp-Wassertherapie werden kalte Wickel bevorzugt. Am Abend angewendet, schalten Wickel das vegetative Nervensystem in den Ruhemodus, man findet leichter in den Schlaf.

# Auflagen und Kompressen

Sie sind eine Art zweidimensionaler Wickel, denn sie bedecken nur eine Fläche, etwa die Brust. Werden sie auf kleineren Flächen angewandt – auf einem Ohr oder der Hand –, heißt es nicht Wickel, sondern Kompresse. Damit sie nicht verrutschen, werden Kompressen mit einer Binde oder beispielsweise einem Stirnband fixiert.

## 5 REGELN FÜR DIE WASSERTHERAPIE

1.  Für kalte Anwendungen sollte der Körper warm sein. Vorher also am besten leichte Gymnastikübungen machen oder auf der Stelle traben. Nach der kalten Anwendung den Körper erneut erwärmen.

2.  Nur die Körperteile entkleiden, die behandelt werden sollen.

3.  Waschungen und Güsse stets herzfern beginnen, also auf der rechten Körperseite, dabei von außen nach innen und von unten nach oben vorgehen. Das gilt für einen Knieguss genauso wie für eine Ganzkörperwaschung. Konzentrieren Sie sich auf die Anwendung. Kneipp soll das so erklärt haben: »Beim Guss halt's Maul, sonst ist die Wirkung faul.«

4.  Nach den Anwendungen das Wasser mit den Händen abstreifen. Lediglich das Gesicht, die Hände und stark behaarte Körperteile abtrocknen.

5.  Eine Stunde vor und nach den Mahlzeiten keine Anwendung vornehmen. Zwischen zwei Anwendungen unbedingt eine Pause von zwei bis vier Stunden einhalten.

# Die besten Wasseranwendungen
## für eine gute Nacht

Wasseranwendungen wirken beruhigend und ausgleichend auf das vegetative Nervensystem, dämpfen den »Antreiber« Sympathikus und senken den Blutdruck. Besonders empfehlenswert für einen guten Schlaf sind Waschungen sowie kalte Kniegüsse und warme Bäder.

## Kalte Waschungen

Waschungen sind milde, aber sehr wirksame und einfache Anwendungen. Sie können als Ganzkörper- oder Teilwaschungen erfolgen. Das Vorgehen ist das gleiche wie bei Bädern oder Güssen. Nur dass hier ein dünner Wasserfilm mit einem Tuch gleichmäßig über den Körper oder über einzelne Körperteile aufgetragen wird. Verwendet man temperiertes Wasser (19–22 °C), ist dieses Kneipp-Verfahren auch für ältere und geschwächte Menschen sehr verträglich.

**Wirkung:** Regelmäßige Waschungen wirken beruhigend und nervenstärkend. Wie bei allen Wasseranwendungen wird die Hautdurchblutung gesteigert. Waschungen sind ein probates Mittel, um Herz und Kreislauf zu entlasten. In den ersten Minuten sind sie angenehm erfrischend, da der Wasserfilm auf der Haut durch die Körperwärme verdunstet. Sie eignen sich deshalb auch als Morgenritual. Abends angewendet, fördern Waschungen den Schlaf. Wasseranwendungen sind auch gut für die Straffung des Gewebes.

**Anwendung:** Man taucht ein Leinen- oder Baumwolltuch in kaltes Wasser (maximal 18 °C) und drückt es gut aus. Bei einer Ganzkörperwaschung beginnt man an der Armaußenseite des rechten Handgelenks und führt das Tuch zügig bis zur Schulter, dann streicht man über die Achselhöhle an der Arminnenseite zurück zum Handgelenk. Das Tuch erneut ins Wasser tauchen, ausdrücken und die Waschung am linken Arm wiederholen. Dann folgen Hals, Brust, Bauch und Rücken, dabei das Tuch zwischendurch immer wieder ins Wasser tauchen und ausdrücken. Zum Schluss sind die Beine dran: außen, vorn, innen und hinten vom Gesäß abwärts. Anschließend ruht man in warmen Handtüchern noch etwa 30 Minuten.

**Dauer:** Die Waschung erfolgt zügig, eine Ganzkörperwaschung dauert maximal zwei Minuten.

**Wichtig:** Vor einer Waschung soll der Körper warm und die Raumtemperatur angenehm sein. Nur so viel entkleiden wie nötig. Nach der Waschung nicht abtrocknen. Wenn Sie die Waschung morgens vornehmen, können Sie sich anschließend kurz im Bett aufwärmen, oder Sie ziehen sich an und bringen den Körper in Schwung.

## Oberkörperwaschung

Für eine Oberkörperwaschung tauchen Sie ein Leinen- oder Baumwolltuch in kaltes Wasser (maximal 18 °C) und wringen es leicht aus. Beginnen Sie die Waschung an der Armaußenseite des rechten Handgelenks und führen Sie das Tuch zügig bis zur Schulter. Dann streichen Sie über die Achselhöhle an der Arminnenseite zurück zum Handgelenk. Das Tuch erneut ins Wasser tauchen, ausdrücken und die Waschung am herznahen linken Arm wiederholen. Hals, Brust, Bauch und Rücken folgen, dabei das Tuch immer wieder mal ins kalte Wasser tauchen. Trocknen Sie sich nach der Waschung nicht ab, sondern streifen Sie das Wasser nur mit den Händen ab. Wärmen Sie den Körper anschließend wieder auf. Also anziehen und unter die Bettdecke schlüpfen oder den Körper durch Bewegung in Schwung bringen.

## Bauchwaschung

Eine kalte Bauchwaschung kurz vor dem Zubettgehen fördert das Einschlafen und hilft zudem beim Abnehmen, denn sie regt die Verdauung und den Stoffwechsel an. Geben Sie kaltes Wasser (maximal 18 °C, eventuell mit Eiswürfeln runterkühlen) in eine Schüssel. Falten Sie ein Baumwoll- oder Leinentuch auf etwa 20 × 20 cm. Tauchen Sie das Tuch in das kalte Wasser und drücken Sie es leicht aus. Kreisen Sie mit leichtem Druck im Uhrzeigersinn etwa 30-mal über den Bauch (so folgen Sie dem Verlauf des Dickdarms). Zwischendurch das Tuch wenden oder erneut in das kalte Wasser tauchen und auswringen. Abschließend ziehen Sie wieder ein Oberteil an, legen sich ins Bett und decken sich zu.

# Bäder

**Kalte Bäder:** Das Wasser eines kalten Bads hat eine Temperatur von maximal 18 °C. Kalte Bäder beeinflussen die Zirkulation des Bluts, den Stoffwechsel und das Nervensystem. Durch den Kältereiz erweitern sich die Gefäße, die Durchblutung wird gesteigert. Dies setzt sich in die Tiefe des Körpers fort. Es folgen mehrere rhythmische Verengungen und Erweiterungen der feinen Hautgefäße.

**Kalte Teilbäder** (Arm- oder Fußbad) haben eine beruhigende Wirkung auf das Herz und eine ableitende Wirkung auf den Kopf. Das kalte Armbad wird auch als »Tasse Kaffee der Naturheilkunde« bezeichnet. Es wirkt anregend auf den Geist. Ein kaltes Fußbad am Abend hingegen wirkt ableitend vom Kopf und somit schlaffördernd. Dauer: 10 bis 30 Sekunden.

**Warme Bäder:** Das 36 bis 38 °C warme Badewasser soll zum einen die Körpertemperatur erhöhen, zum anderen den Organismus anregen. Die gesteigerte Durchblutung von Haut, Gewebe und Muskulatur erleichtert es dem Körper, Krankheitskeime zu vernichten. Diese werden beschleunigt durch die Lymph- und Blutbahnen zu den Ausscheidungsorganen abtransportiert. Warme Bäder eignen sich auch zur Blutdrucksenkung. Außerdem beruhigen sie das Nervensystem. Vor allem in Form von Teilbädern, zum Beispiel als Fußbad, wirken sie als Schlafmittel. Dauer: bis zu 20 Minuten.

**Heiße Bäder:** Heiße Bäder wirken ähnlich wie warme Bäder, jedoch intensiver. Sie steigern den Stoffwechsel und die Verbrennungsvorgänge im Körper. Heißes Badewasser hat eine Temperatur von 38 bis 42 °C. Je heißer es ist, desto mehr arbeitet das Herz. Es muss sich häufiger zusammenziehen, um der Haut die zur Wärmeabgabe benötigten Blutmengen zu liefern. Wichtig: nicht für Personen mit Herzschwäche und fortgeschrittener Arteriosklerose geeignet.

Um das Herz-Kreislauf-System zu entlasten, wird am Ende eines heißen Bads der Körper (bei Teilbädern die Arme oder Beine) kalt abgespült. Nach einem längeren Vollbad sollte man unbedingt etwas ruhen. Dauer: bis zu 15 Minuten.

## Wechselwarmes Fußbad

Ein Fußbad mit wechselnden Temperaturen ist ein gutes Gefäßtraining. Es senkt den Blutdruck, fördert die Durchblutung in den Beinen und beruhigt das vegetative Nervensystem. Wichtig: nicht bei Krampfadern und peripherer Verschlusskrankheit anwenden.

**Anwendung:** Füllen Sie zwei hohe Schüsseln oder Eimer knapp kniehoch mit Wasser, das eine etwa 18 °C kühl, das andere 36 bis 38 °C warm. Stellen Sie Ihre Beine 5 Minuten in das warme, dann 10 bis 20 Sekunden in das kalte Wasser. Wiederholen Sie die Warm-kalt-Prozedur. Zum Schluss das kalte Wasser nur abstreifen, die Fußsohlen abtrocknen. Ziehen Sie Socken an und erwärmen Sie den Körper wieder durch Gehen oder eine kurze Bettruhe.

## Wassertreten für zu Hause

Wassertreten ist eine der bekanntesten und einfachsten Kneipp-Anwendungen. Es stärkt die Abwehrkräfte und ist ein hervorragendes Training für das gesamte Herz-Kreislauf-System. Auch bei leichtem Bluthochdruck und funktionellen Herzbeschwerden ist es empfehlenswert. Wichtig: nicht bei Harnwegsinfektionen, Blasen- und Nierenkrankheiten, Unterleibsinfektionen und schweren arteriellen Durchblutungsstörungen anwenden.

**Anwendung:** Lassen Sie so viel kaltes Wasser (maximal 18 °C) in die Badewanne ein, dass Ihre Knie im Stehen noch nicht bedeckt sind. Wichtig: Beine und Füße müssen warm sein. Steigen Sie in die Wanne und schreiten Sie im »Storchengang« auf der Stelle. Ziehen Sie bei jedem Schritt ein Bein vollständig aus dem Wasser, die Fußspitze zeigt dabei nach unten. Steigen Sie aus der Wanne, sobald der Kältereiz zu stark wird. Abschließend das Wasser nur abstreifen, die Fußsohlen abtrocknen. Ziehen Sie Socken an und erwärmen Sie die Beine wieder durch Gehen, Fußgymnastik oder gehen Sie ins Bett.

# Güsse

Vor allem der Wechselschenkelguss und der kalte Knieguss haben sich auch als gute Einschlafhilfen bewährt. Wie bei den Waschungen Güsse immer herzfern beginnen.

## Wechselschenkelguss

Wer regelmäßig nach dem Duschen die Beine je etwa 20 Sekunden ganz kalt abduscht, kann Erkältungen um die Hälfte reduzieren. Außerdem wirkt man damit der Neigung zu kalten Händen und Füßen entgegen. Als »Fernwirkung« wird auch der Kopf frei. Warme Füße und ein freier Kopf sind die besten Voraussetzungen für guten Schlaf.

**Anwendung:** Setzen Sie ein Gießhandstück auf den Schlauch (oder entfernen Sie den Duschkopf). Richten Sie den 36 bis 38 °C warmen Wasserstrahl auf die Außenseite des rechten Fußrückens.

Führen Sie den Strahl an der Beinaußenseite langsam hoch bis zur Leiste. Dort beschreiben Sie mit dem Strahl ein paar kleine Kreise, bevor Sie ihn zur Beininnenseite führen.

Führen Sie den Strahl an der Beininnenseite zum Fuß zurück. Wiederholen Sie dies am linken Bein. Nun mit (maximal 18 °C) kaltem Wasser zum rechten Bein wechseln.

Nachdem Sie den Warm-kalt-Turnus 2-mal hintereinander ausgeführt haben, umspülen Sie die Fußsohlen mit kaltem Wasser. Um wieder warm zu werden, gehen Sie gleich zu Bett.

## Kniguss

Ein Kniguss fördert die Durchblutung, senkt den Blutdruck und wirkt beruhigend auf das vegetative Nervensystem. Dadurch ist er eine gute Einschlafhilfe.

**Anwendung:** Für einen kalten Kniguss führen Sie den kalten Wasserstrahl vom rechten kleinen Zeh an der Außenseite des Beins bis eine Handbreit übers Knie. Etwa 5 bis 10 Sekunden verharren und das Wasser über die Beinmitte nach unten laufen lassen. Dann den Strahl an der Innenseite des Beins nach unten führen.

Zum linken Bein wechseln und zum Schluss beide Fußsohlen – wieder rechts beginnend – umspülen. Das Wasser abstreifen und den Körper wieder aufwärmen. Wichtig: bei sehr niedrigem Blutdruck, Nieren-, Blasen- und Unterleibserkrankungen keine Güsse durchführen.

# Beruhigende Wickel

Wickel sind altbewährte Hausmittel. Unter »Wickel« fasst man nicht nur echte Wickel, sondern auch Auflagen, Kompressen und Packungen zusammen. Sie können mit feuchten und/oder trockenen Tüchern ausgeführt werden.

## Lavendelölwickel

Bei nervöser Unruhe und Schlafstörungen sorgen die ätherischen Öle von Lavendel für Entspannung und erholsamen Schlaf.

**Anwendung:** Sie brauchen 2 Baumwolltücher bzw. 1 Baumwoll- und 1 Flanelltuch, Lavendelöl (10 %) und eine Wärmflasche.

Verteilen Sie 2 Teelöffel Lavendelöl (Apotheke) auf dem Baumwolltuch. Legen Sie das Lavendeltuch auf die Brust. Decken Sie es mit einem trockenen Baumwoll- oder Flanelltuch ab. Legen Sie die Wärmflasche auf den Wickel. Wenn er sich angenehm erwärmt hat, können Sie die Wärmflasche entfernen. Lassen Sie den Wickel so lange liegen, wie es Ihnen angenehm ist (gern auch über Nacht).

## Wadenwickel

Die meisten kennen den Wadenwickel als Hausmittel zur Fiebersenkung. Doch der Kältereiz entfaltet auch eine beruhigende Wirkung, ähnlich wie nasse Socken oder ein kaltes Fußbad.

**Anwendung:** Für einen Wadenwickel ein dünnes Frotteetuch in lauwarmes Wasser tauchen, auswringen und fest um die Wade legen. Ein trockenes Handtuch als zweite Lage fest darüberwickeln und die Wade zusätzlich in ein dickes Wolltuch einpacken. Wickeln

Sie so beide Beine ein und decken Sie sich gut zu. Die Wickel wechseln, wenn sie warm geworden sind. Für einen guten Schlaf reicht jedoch meist ein Durchgang.

# Dank

Für die freundliche Unterstützung und Fachberatung zu diesem Buch bedanke ich mich sehr herzlich bei:

Dr. med. Christian Kessler, Oberarzt am Immanuel Krankenhaus Berlin. Er ist Experte für traditionelle indische Medizin und Ayurveda sowie studierter Indologe. Im Rahmen einer Stiftungsprofessur für klinische Naturheilkunde forscht er am Institut für Sozialmedizin, Epidemiologie und Gesundheitsökonomie der Charité–Universitätsmedizin. Sein Motto: »Sei dir selbst eine Insel.« (Siddhartha Gautama)

MR Dr. med. Rainer Wander, Facharzt für Allgemeinmedizin, Elsterberg. Er besitzt Zusatzqualifikationen in Chirotherapie, Homöopathie, Naturheilverfahren und spezieller Schmerztherapie. Außerdem war er langjähriger Präsident der Deutschen Gesellschaft für Akupunktur und Neuraltherapie (DGfAN) und ist bis heute national und international als Dozent tätig.

Dank auch an seine Frau Dr. med. vet. Christiane Wander. Ihr gemeinsames Motto: »Jeder kann nur mit seinem Wissen denken.«

Adelheid Wünsch D.O., Physiotherapeutin und Osteopathin in eigener Praxis. Verleihung des Titels D.O. sowie des William-Garner-Sutherland-Preises des Collège d'Études Ostéopathiques COE Montreal/Kanada. Sie arbeitet unter anderem als Dozentin an der Osteopathie Akademie München (OAM). Ihr Motto: »Neugier, Austausch und Dankbarkeit sind gute Begleiter.«

Gitte Baumeier, Physiotherapeutin, sektorale Heilpraktikerin und Honorardozentin an der Europäischen Akademie. Ihr Motto: »Gesund bleibt, wer einmal am Tag richtig lacht, einmal am Tag durch Bewegung ins Schwitzen kommt und viel an der frischen Luft ist. Denn Sauerstoff und Bewegung sind die besten Fitmacher für jede Zelle unseres Körpers.«

Dipl.-Sporttherapeut Jürgen Reif, Leipzig. Er ist Experte für Rehasport und betriebliches Gesundheitsmanagement. Sein Motto: »Mensch, beweg dich!«

# Register

229

ROBIN S. SHARMA

# DER 5-UHR-CLUB

*Gestalte deinen Morgen und*
*in deinem Leben wird alles möglich*

Der erfolgreiche Bestsellerautor Robin Sharma hat vor über 20 Jahren begonnen, mit einer revolutionären Methode zu arbeiten, bei der man wichtige Morgenrituale etabliert. In seinem neuen Roman beschreibt er diese Morgenroutine Schritt für Schritt. Er erzählt die Geschichte zweier Sinnsucher. Sie lernen die berühmte Methode des *5-Uhr-Clubs* und dessen unglaubliche Wirkung kennen. Je mehr sie bereit sind, sich darauf einzulassen, desto mehr verändern sich ihre Leben auf wunderbare Weise. *Der 5-Uhr-Club* hat bereits vielen Menschen dabei geholfen, die eigene Produktivität zu steigern, beste Gesundheit zu erreichen und innere Gelassenheit beizubehalten.

## O.W. BARTH ✪

TRICIA WOOLFREY · URSULA BISCHOFF

# NIE MEHR MÜDE UND ERSCHÖPFT

### *9 Strategien für mehr Energie*

Erschöpfung und Energiemangel: Wer kennt das nicht! Die erfahrene Psychotherapeutin Tricia Woolfrey hat neun einfache Strategien entwickelt, die jedem schnell wieder zu mehr Kraft und Energie verhelfen. Diese bieten darüber hinaus Methoden für eine nachhaltige Änderung des eigenen Lebensstils. So lernt man, in schwierigen Zeiten mit Herausforderungen souveräner umzugehen und die guten Zeiten noch mehr zu genießen.

> »Behandeln Sie Ihren Körper wie ein Bankkonto:
> Es sollte mehr eingezahlt werden als ausgezahlt.«
> *Tricia Woolfrey*

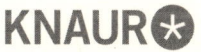